脉诊体悟与实践

何本阳◎著

全国百佳图书出版单位

中国中医药出版社

·北 京·

图书在版编目（CIP）数据

脉诊体悟与实践 / 何本阳著 . —北京：中国中医药出版社，2021.6（2025.5重印）

ISBN 978-7-5132-6760-1

Ⅰ . ①脉… Ⅱ . ①何… Ⅲ . ①脉诊 Ⅳ . ① R241.2

中国版本图书馆 CIP 数据核字（2021）第 031007 号

中国中医药出版社出版

北京经济技术开发区科创十三街 31 号院二区 8 号楼
邮政编码 100176
传真 010-64405721
河北省武强县画业有限责任公司印刷
各地新华书店经销

开本 710×1000 1/16 印张 8.5 字数 139 千字
2021 年 6 月第 1 版 2025 年 5 月第 3 次印刷
书号 ISBN 978-7-5132-6760-1

定价 48.00 元
网址 www.cptcm.com

服 务 热 线 010-64405510
购 书 热 线 010-89535836
侵 权 打 假 010-64405753

微信服务号 zgzyycbs
微商城网址 https://kdt.im/LldUGr
官 方 微 博 http://e.weibo.com/cptcm
天猫旗舰店网址 https://zgzyycbs.tmall.com

如有印装质量问题请与本社出版部联系（010-64405510）

前言

中医脉学源远流长，已有两千多年历史。唐·孙思邈说："夫脉者，医之大业也，既不深究其道，何以为医者哉？"后许多古代医家及当今一些医家均尊崇这样的观点。中医辨证为四诊合参，而分阴阳、辨虚实、定准则均取决于脉象，特别是治疗疑难危重症时，脉诊是最重要的辨证依据。

《素问·阴阳应象大论》说："水火者，阴阳之征兆也。"也就是说，人体的阴阳是经过寒热表现出来的。又说："察色按脉，先别阴阳。"此为诊察疾病最重要的方法。

辨寒热是八纲中非常重要的两纲，辨识寒热仅凭患者自述的症状和查看舌象是远远不够的，而且往往会出现假象，反映不出疾病的真正病因、病机、病位。只有四诊之一的脉诊，才能准确地反映出寒热之象的根本。传统八纲脉中，数脉为热，迟脉为寒，而真正临床中热象反映出数脉、寒象反映出迟脉则少之又少。用这样的寒热纲脉去指导中医临床，定会影响临床疗效。

本人通过民间师传，又经过20多万人次的病例验证，体悟到二十八脉之外的旺脉、劲脉、浊脉对临床具有极大的指导意义，并发现弦脉、紧脉多主寒，旺脉、劲脉多主热，浊脉主痰湿盛，用这样的寒热纲脉进行辨证论治，临床疗效大大提高。

本书分上篇、下篇和附篇。上篇介绍脉诊训练、脉诊与辨证、脉象与气机变化等。下篇为31种脉象的体悟，为作者参阅历代有关脉学诸书，结合个人心得而成。除传统二十八脉外，增加了临床实用价值非常高的浊脉、旺脉、劲脉三种脉象的脉理和临证意义，每种脉象后附以临证医案，并加按语总结，以助于读者对此种脉象的理解和掌握。附篇主要精选古代和现代的脉学文献，以助初学者对脉诊进一步学习、理解、思考。

因本人学识疏浅，不足之处请同道不吝赐教，以便再版时修订提高。

何本阳

2021年2月

目录

上篇 脉诊概要

第一节 脉诊源流与脉的概念

一、寸口脉诊法

《脉经》作为第一本脉学专著问世后，"独取寸口法"得到最后的完善，二十四脉名的规范标准也基本上沿用至今。寸口脉诊法就是在桡动脉手腕部浅出体表的部位进行诊脉，《黄帝内经》中首次提出寸口为五脏精气循行之会。脉诊的实质及含义是脉气，手太阴主五脏之气，十二经脉皆交于手太阴，奠定了寸口脉在脉诊体系中的重要地位，并为最终演化为后世的"独取寸口脉诊法"做了准备。《黄帝内经》里重点讲述了寸口在脉诊体系中的诊断功能及其重要性。《素问·五脏别论》说："气口何以独为五脏主？胃者水谷之海，六腑之大源也。五味入口，藏于胃，以养五脏气，气口亦太阴也。是以五脏六腑之气味，皆出于胃，变见于气口。"《难经》确立了独取寸口脉诊法，并详细论述了寸关尺的分部，丰富了关部脉诊理论体系，分析了关部在脉诊中的临床意义，并首次论述覆脉、溢脉的理论。《难经》认为：①寸口是营卫气血循环运行、周而复始的重要的会合处，所以可以独取寸口。②寸口是手太阴肺经可触及的搏动处，经脉的运行与呼吸有密切的相关性。这是因为肺司呼吸，主一身之气，也主血脉，气行则血行，十二经脉气血的运行都与肺气有着直接关系。因此，五脏六腑有病，气血运行失常，可通过肺经反映于寸口。《难经·十八难》所论述的寸口脉诊法最为详细、简明，临床容易实施，而且其将脉象与全身各个器官及经络紧密地联系起来，成为后世运用最为广泛的一种确定脏腑的方法，即属寸部的心与小肠，属关部的脾与胃，属尺部的肾与膀胱。其实质是通过部位与脏腑的对应关系加以判断的方法。原文曰："十八难曰：脉有三部，部有四经，手有太阴、阳明，足有太阳、少阴，为上下部，何谓也？然：手太阴、阳明金也，足少阴、太阳水也，金生水，水流下行而不能上，故在下部也。足厥阴，少阳木也，生手太阳、少阴火。火炎上行而不能下，故为上部。手心主少阳火，生足太阴、阳明土，土主中宫，故在中部也。"到了东汉时期，独取寸口脉诊法早已盛行于当时的医疗活动中，张仲景《伤寒论》序言即可窥探："观今之医，不念思求经旨，以演其所知，各承家技，终始顺旧，省疾问病，务在口给。相对斯须，便处汤药，按寸不及尺，握手不及足，人迎趺阳，三部不参，动数发息，不满五十。短期未知决诊，九候曾无仿佛，明堂阙庭，尽不见察，所谓窥管而已。"

二、人迎脉诊法

人迎脉诊法虽出自《黄帝内经》，但是历代医家对于人迎所在位置见解不一。迄今中医教材将其归纳为三部诊法的范畴，即《伤寒杂病论》的人迎、寸口、趺阳之一。此脉法的演变最早源于《脉经》记载的"关前一分，人命之主，左为人迎，右为气口"，即寸口脉的关前一分之处分别为人迎与气口。

三、趺阳脉诊法

《黄帝内经》的胃气论奠定了张仲景趺阳脉诊法的创立基础。趺阳脉又称冲阳脉，属于足阳明胃经，在足阳明胃经冲阳穴动脉处候之（足背动脉搏动处），是张仲景简化的三部诊法的诊脉部位之一，用以候脾胃之气，常与其他诊法并用。除用以候脾胃之气外，还根据脾胃为后天之本、生化之源的理论，以辨营卫气血的盛衰。

第二节　脉诊方法与注意事项

一、选时间

诊脉以平旦为最好。早晨机体内外环境比较安静，脉象能如实反映病情，医者可获得无内外因素干扰的资料。《素问·脉要精微论》说："诊法常以平旦，阴气未动，阳气未散，饮食未进，经脉未盛，络脉调匀，气血未乱，故乃可诊有过之脉。"古人很早就注意到，体力活动、精神、饮食等干扰都能使脉象出现一时性变化，如疾行、剧烈运动后脉弦数有力，暴怒后脉多弦大，面对医生紧张的患者会脉数，饮酒后脉洪大弦数，饭后右脉浮滑，看病前夜整夜失眠者脉多滑数。另外，西药对脉象也有很大影响，很多西药尤其是中枢神经系统药物、内分泌药物、循环系统药物和输入大量液体后都会对脉象有很大影响。为此，诊脉时要充分考虑这些影响因素，尽量避免误判。以上所述系脉诊的理想时间，但并非指其他时间不能诊脉。明代汪机曾说："若遇有病则随时皆可诊，不必以'平旦'为拘也。"诊脉时，如发现脉象与患者病情不太相符时，应排除以上干扰因素所引起的假脉。

二、患者的体位

诊脉时患者应正坐位，将前臂自然向前展平，微微旋内30°左右，应与心脏置于同一水平，不要倾斜或扭转，不要跷二郎腿，要在腕下放一松软的脉枕或软布袋。如果不能取坐位则可以仰卧，将手向前伸平，但忌侧卧，因为侧卧时下面的臂部受压或上臂扭转皆可影响身体的气血流畅，从而影响脉搏的变化，所以强调平臂。《医存》云："病者侧卧，则在下之臂受压，而脉不能行。若复其手则腕扭而脉行不利，若低其手则血下注而脉滞，若举其手则气上窜而脉驰，若身复则气压而脉困，若身动则气扰而脉忙。"以上种种，皆因血行有碍，影响脉象的正常形象，所以患者诊脉宜正坐或正卧，直腕仰掌乃可脉诊。

三、平息

医生诊脉时要注意调匀自己的呼吸频率，古人谓"平息"。平息时，医生呼吸均匀，宁心静神，可以用自己的呼吸计算患者的脉搏至数，平息还可令医生思想集中，仔细辨别和体察脉象。另外，患者亦需平息，特别是遇到一些烦躁、紧张、活动多的患者，必须让其平心静气后才能诊脉。诊脉时最好不要让患者讲话，否则容易干扰脉象的准确性。

四、左候右、右候左

左候右、右候左是以医生的左手候患者的右手寸口脉，以医生的右手候患者的左手寸口脉。目前，用一只手诊患者双寸口脉的医生不少，应予改正，否则会影响脉诊收集到的正确信息。

五、布指、单按、总按

医生应当用双手食指、中指和无名指三个手指的指目候脉。指目是指尖与指腹交界棱起之处，是手指触觉较灵敏的部位。诊脉的手指指端平齐，即医者将三指放于患者寸口脉管处的时候，三指指目应处于同一水平，且三指应顺着患者脉管纵向排成一条直线，手指略呈弧形，与受诊患者体表成45°～60°为宜。

诊脉下指分两个步骤：先中指定关，再分别布指食指与无名指于寸部和尺部之上。

中指定关有两种定关法：一种是以中指按掌骨内侧（桡骨头定为关部），称为桡骨头定关法。另一种为尺骨小头定关法。经临床体会，以尺骨小头为基准，定出的关脉位置更为准确。

尺骨小头定关法：以寸口脉这一段桡动脉做一直线，再以尺骨小头的顶点向寸口脉那条线做一垂直线，直线与垂直线的交叉点即为关脉的中点。找准关脉的中心点后，医生将自己的中指指目的中点按照关脉的中点落下指头，就完成了"中指定关"。然后把食指放在中指之前定寸，之后放无名指于中指之后的尺部脉位上定尺。定尺时可考虑、比对寸到关的同等距离确定关到尺的长度，以明确尺的位置。患者臂长者布指略疏，臂短者布指略密，总以适中为度。

常用的指法：①浮取：医生用较轻指力候脉的方法，亦称"举法"或"轻取"。②沉取：医生用较重指力接触皮肤候脉的方法，又称"按法"或"重取"。③中取：指力与位置均介于浮取与沉取之间的候脉方法，一般亦将此法称为"寻法"。④寻法：严格的"寻法"是切脉时指力从轻、中、重或重、中、轻或加上左右推寻、反复寻找动脉最明显部位，找到后，在此处静候其脉，直到体验出何种脉象为止的过程。⑤循法：切脉时三指沿寸口脉长轴循寻、诊察脉之长短，比较寸、关、尺三部脉象的特点。⑥单按：即用一个手指诊察寸、关、尺三部中的一部脉象的方法，主要用于分别感受寸、关、尺各部的脉象。⑦总按：三指同时用力诊脉的方法，以便从总体上辨别寸、关、尺三部和左右两手脉象。总按时一般指力均匀（三指同等力度按脉）。

指法运用次序：先三指用"浮取"法总按→用"中取"法总按→用"沉取"法总按→调整后，再用"中取"总按→回到"浮取"总按，循环无端，直到候清其总体脉象为止。之后再食指"浮取"寸脉、"中取"寸脉、"沉取"寸脉，反复探寻食指部脉象。中指→无名指（皆同食指运用次序），直到候脉结束。

第三节 脉诊训练方法

一、脉诊训练的目的与意义

脉诊训练的主要目的是提高医者手指触觉的灵敏度，而要达到此目的，首先医者诊脉的手指必须保持指尖皮肤及爪甲干净整洁、光滑细腻，并要保持手指足够的温度和湿度。为此，医者平时要非常注重手指的清洁和保暖保湿。手指不要接触任何肮脏、臭秽、过冷、过热、过燥、过湿、坚硬、粗糙的物品，或容易引起皮肤过敏或腐蚀的材料和物品。历代医家的长期实践证明，经过脉诊的科学训练，可有效调控医者手指的温度和湿度，继而大幅度提高其手指触觉的灵敏度，为脉诊的实施奠定坚实基础。

其次，医者每天为患者切诊时不可避免地易沾染患者身上的有害物质，如细菌、病毒、寄生虫等，也会接触到某些难以察觉的无形的有害物质。为此，医者在及时对手部进行清洁和消毒的基础上，要进一步通过脉诊的科学训练，将这些无形的有害物质及时排出体外，这样不仅可以保护医者的身心健康，也可有效防止其他患者可能受到感染。

其三，从养生保健的角度看，站桩法、静坐法也是一种科学的体育锻炼方法。该方法不限年龄、性别，不拘体质强弱，亦无任何局限，运动方法简单，场地不限，不仅能使医者的精神得到充分休息，更可使肢体得到适当锻炼，静中生动，动中求静，达到有病治病、无病防病乃至强身健体之目的，充分体现中医"治未病"的思想。

脉诊训练不仅能够快速提高医者的诊断水平，而且无论对医生还是患者的身心健康均具有十分重要的意义。

二、脉诊训练的方法

（一）脉诊训练的主要方法

脉诊训练最主要的是练习手指的敏感度，手指指感练习分为四步。

第一步：用食指、中指、无名指贴在桌子表面或比较硬的物体表面做切脉状，用心体会自身手指尖血管搏动的感觉。此为第一步，是很容易体会到的。第一步重点是对凝神静心的训练。练习得很熟练后，切脉就容易入静。

即使在菜市之中，纵有百千人在身边喧哗皆能静心摸脉。

第二步：即用食指、中指、无名指贴在柔软的食盐或细河沙上做切脉状，细心体会手指指腹的一些细微感觉。此为第二步，有些难度，但如果训练纯熟后，指感会大幅度提高，对大多数脉象摸起来就会得心应手。

第三步：即用食指、中指、无名指贴在水面上做切脉状，细心体会手指指腹接触到的一些比较细微的感觉。此为第三步，难度颇大，能训练到此则习脉可入高手境地。

第四步：即用食指、中指、无名指做切脉状，细心体会空气的波动，然后再去找此时手指指腹的一些极细微的感觉。此为第四步，难度极大，能训练到此则可以用脉诊查遍一切疾病，甚则可以达到传说中的悬丝诊脉。

（二）脉诊训练的辅助方法

1.站桩训练法

（1）站桩的历史

两千多年前，《素问·上古天真论》即云："上古有真人者，提挈天地，把握阴阳，呼吸精气，独立守神，肌肉若一。"东汉以前，很多文人武士都会静养，行住坐卧皆可用功，成为一种普通的健身术。后梁武帝时，达摩行教游汉土（此时达摩年67岁，是天竺国王第三子番王之子。见《高僧传》，东流小传，梁武帝诏文、祭文）传来洗髓、易筋等法。唐代有临济、密宗两派，相继传出插条、柔杠三折、四肢功、八段锦、金刚十二式、罗汉十八法——印度统名柔杠。宋代之后多为禅坐等法，也是门户迭出，互有异同。

（2）站桩的场地

场地：室外场地要求阳光充足、空气清新，有水有树之处更好，切勿迎风站立，室内要求不限。

朝向：晨起面朝太阳站桩最好，晚上则朝西最好。

（3）站桩方法

【动作要求】

①预备式：两脚平行开立，与肩同宽，全身放松，自然呼吸，心态平和。

②头颈：百会上提，下颌内收，颈部上拔。

③躯干：沉肩坠肘，虚腋松腕，含胸拔背，从百会到尾骶部呈一条垂线，尾闾下坠，腰略后凸，臀部后靠，如坐高凳，小腹松圆。

④上肢：双手十指自然张开，掌心朝内，在胸前如抱球，高不过眉、低不过脐。每根手指间如夹小气球，虎口撑圆，腕关节放松，掌心虚含。

⑤下肢：双膝微屈如坐高凳，膝盖不超过足尖。

⑥两足：重心置于第一跖趾关节，两足跟始终要有虚悬之意，但又非离开地面，可想象两足跟下各踩着一只气球，不能把气球踩爆，十脚趾微抓地。

【意念活动】

站桩时，首先要把注意力放在自己的身体上，感受一下身体从头到脚各部位是否充分放松，若有紧张感的部位，自我稍微调整。思想不容易放松时，可想象自己如一棵高耸入云的青松，头顶蓝天白云，树根深入大地，树枝树叶随风摇摆，又或是在公园里漫步，欣赏着美景，呼吸着清新的空气，甚至嗅到花草树木散发出的阵阵清香。也可以设想站立在齐下颌部深的温水中，身体随波晃动，在煦暖的阳光下，安详而舒适地站立，等身体放松下来时，用心感受身体与水波之间的阻力。

【注意事项】

①站桩前，应排净大小便，并把衣扣、腰带松开，戒指、手表等物也应去掉。

②站桩时务必要精神集中，神不外逸，时刻关注自己身体内的各种变化反应，但不要干预这些反应，即所谓的"勿忘勿助"。更不能思考工作、家庭之琐事，若有杂念来时，做一个旁观者或见证人，默默看着杂念的起起落落就好。

③呼吸自然，切勿憋气。

④站桩时全身肌肉放松，骨骼关节环环相扣，全身韧带和肌腱绷紧，可简称为"抻筋、拔骨、肉松"。

⑤站桩期间发生局部或全身的冷、热、酸、麻、胀、轻、重、大、小、痛、颤等反应均属于正常现象，不必紧张，坚持锻炼自然会缓解和改善，之后身心会极为舒适。

⑥站桩结束后，可拍打一下全身经络，再做一些柔和的伸展动作即可。

⑦每日站桩时间以心脏的搏动及呼吸的次数不失常态为准，并以次日清晨起床时自觉精神饱满，精力充沛，不感到身心疲劳为度。

2.静坐训练法

可采用端坐式、单盘式、双盘式等姿势，必要时可用坐垫垫于臀部，两手掌心朝上，重叠放于小腹前。头身姿势要求同站桩，双目自然微闭。坐定后，静静观察自己的呼吸，注意力集中在鼻唇沟附近，对待杂念法同前，每天坚持不少于20分钟。

此法重在训练医者心静而神清，对医者快速而精准地诊治患者大有裨益。

附李少波老师的真气运行法

真气运行法是一种静功自我导引法，主要通过凝神调息，培植真气，以贯通经络，调理阴阳气血，而达防病治病、延年益寿之效。

本功法由已故甘肃中医药大学李少波教授根据《黄帝内经》理论，并采纳了"小周天功法"等古代气功养生治病经验，结合自身实践体验整理而成。习练不难，只要按要求练习，不会出偏差。操练步骤井然，各有反应或效果可证，对入静和脉诊的训练大有帮助。

【基本内容】

本功法具体练习方法如下。

①练功姿势：以平坐式为主，凳椅面上可加软垫，要求凳椅坐面与小腿等高；臀部的1/2~1/3坐于凳面，两足平行，足底着地，并与小腿垂直，小腿与大腿垂直，大腿与上身垂直；两膝间距两拳宽，两手掌自然覆于大腿上，两肩松垂，含胸拔背，头顶如悬，下颌微收，舌抵上腭，口目轻闭，两眼内视，耳听呼吸。若习惯于盘坐者，盘坐亦可。当修习纯熟后，则站、卧、坐、行皆可。

②呼吸与意念：本功法之呼吸法是鼻吸鼻呼。练功初期，意念只需注意呼气，尽量做到深、长、细、匀，而吸气时则任其自然，无须任何意念。随着练功的深入，呼吸和意念须做适当调整。

③收功：每次练功结束前，先放松意念，手掌相对摩擦至热，如洗面状摩面部数周，使精神恢复常态后，慢慢起身活动即可。

五步功法

第一步：呼气注意心窝部。

①方法：做好练功准备，放松身心，集中思想，精神内守，在呼气的同时，意念随呼气趋向心窝部。尽可能逐渐放慢、放长，每次呼气的时间，以每分钟呼8~12次为宜，吸气时任其自然，无念无识。练功时若有杂念，要用数息法制之。只需数呼气之数，从1~10，再回头从1~10，反复进行，杂念平息，即不必数息。

②时间：如果要如期完成第一步的练习，在时间上就要有一定的安排。假若条件许可的话，每天固定时间练功，养成习惯，对稳定思想更有帮助。没有固定的时间也不要紧，只要抽空抓紧练功就行。要求每日早、中、晚练习3次，每次20分钟。如认真操作，一个星期左右就可完成第一步的功候。尽可能固定每日练功时间，这样易于形成条件反射。若不能固定时间，则每日早、中、晚3次不可缺。

③效果：练功3~5日，便会自觉心窝部有沉重感，至10日左右心窝部有温热感，即告第一步完成，为第二步奠定了基础。在此期间，无练功基础者，可能会出现头昏，腰酸背痛，呼吸不自然，舌抵上腭不习惯等，这些是初练时的生疏现象，只要坚持按要求去练，便会逐渐纯熟，各种不自然现象便会消失。经过练习，一般脾胃虚寒、食欲欠佳、精神不振者，可渐增食欲，精神日振。

第二步：意息相随丹田趋。

①方法：每次呼气都从心窝部开始，呼气注意下丹田。

②时间：每天依法练3次，每次25分钟或者半个小时，1周左右就可以气沉丹田。

③效果：由于真气已通过胃区，则脾胃功能会有所改善。真气沉入丹田后，丹田周围的脏器，如大小肠、肾、膀胱等都会逐步发生生理上的改变，一般会感到食欲增进，大小便异常现象有不同程度的改善。

第三步：凝神调息守丹田。

①方法：呼气注意丹田，但要避免过分用力呼气往下送，以造成丹田发热太过，耗伤阴液。

②时间：每天3次或者再多一些，每次半小时以上。这一步是培养丹田实力阶段，需要时间较长，1个月左右可以感到小腹充实有力。

③效果：由于任脉通畅，心肾相交，中气旺盛，因此心神安泰，睡眠安静。凡有心火上炎、失眠多梦及心脏疾患者都会有所好转。通过练功不断地给肠胃增加热能，则脾胃消化吸收能力增强，体重增加，精力充沛，元气充足，肾功能增强。患有阳痿者会大有好转，女子月经不调会有程度不同的改善，肾水旺盛，肝得滋荣。

第四步：通督勿忘复勿助。

①方法：原则上还是按照第三步操作，真气沿督脉上行的时候，意识应

9

该跟随上行的力量。这就是勿忘。若行到某处停下来，不要用意念去导引，这就是勿助。

②时间：每天练功次数可适当增加，每次的时间也应延长到40分钟或1小时左右。每个人的情况不同，通督的时间和力量不可能一样。有的人一刹那就通过了，而且力量很猛，震动很大。有的人通督时间稍长，并且力量也不大。大多数人10天左右可以通督。

③效果：通督之后，一呼真气入丹田，一吸真气入脑海，但不可有意追求，一呼一吸形成任督循环，养生界称此为"小周天"。只有在这种情况下，才能有"呼吸精气，独立守神"的感觉。真气不断地补益脑髓，大脑皮层的本能力量增强。凡是由于肾精亏损和内分泌紊乱所引起的头晕耳鸣、失眠健忘、腰酸腿软、月经不调、精神恍惚、易喜易怒、心慌气短、性欲减退等神经官能症状都可得到改善，长期坚持，可以康复。因练功可使经络通畅，故对一些多年不愈的顽症也效果明显。一般表现为精力充沛，身体轻捷。

第五步：元神蓄力育生机。

所谓元神，就是大脑调节管制的本能力量，与识神相对。识神是有意识的精神状态。元神和识神是体和用的关系，元神为体，识神为用。第四步功已通督脉，肾气不断灌溉脑髓，元神的力量不断得到补充。心主神明，心气上照于脑，才能发挥其全面的调节管制作用。

①方法：原则上还是守下丹田。丹田是长期意守的部位。通督后各个经脉会相继开通。如果头顶百会穴处有活力，也可以意守头顶。可以灵活掌握，这叫"有欲观窍，无欲观妙"。

②时间：每天3次，或更多些，每次1小时或更长时间。

③效果：原有的沉疴痼疾可以得到改善或痊愈。坚持锻炼，可以身心健康，益寿延年。

以上五步是真气运行法静功锻炼过程中的基本概况。在实践中，由于每个人的体质不同，具体条件又不一样，所以效果与表现也是因人而大同小异。

【注意事项】

基本上与站桩法相同。

3.动态训练法

在站桩训练、静坐训练等静态训练的辅助基础上，再配合动态训练，则会达到如虎添翼之功。具体方法如八段锦、易筋经等。此外，太极拳、形意拳、八卦掌等传统内家拳亦有相似功效，这些功法因流派众多而方法各异。然总体目标相同，均为外练筋骨、内练脏腑，核心要点均为用意而不用拙力，以形导气，呼吸绵绵悠长，动作开合有度，刚柔并济，抻筋拔骨。长期坚持练习以上任何一种功法，不唯手指脉诊灵敏度更会大幅提高，而且习练者之精、气、神三宝也会日渐充足，进而达到有病治病、无病强身、延年益寿之功。因篇幅所限，具体训练方法请参看相关书籍或网站视频。

第四节 脉象构成要素

各医家对脉象要素的归类各不相同，有归为六类者，如姚梅龄教授的《临证脉学十六讲》；有归为七类者，李士懋教授主编的《脉学心悟》；有归为八类者，如费兆馥教授主编的《中国脉诊研究》；也有归为九类者，如李景唐的《中医脉象客观描述和检测的可能性及中医脉象图谱的设计》；还有归为十类者，如《张西俭脉论脉案集》。无论怎么分类，观察脉象，都要从脉的活动空间、作为"血府"的脉（管）的自身状态、血府中的"血"和促进血在血府中运动的"气"四个方面考虑。

脉象的构成要素可以从七个方面去分析，即脉力、脉率、脉律、脉位、脉形、脉势和充盈度。只有这样，在诊脉的过程中才能全面准确地抓住重点，层次分明。

一、脉力

根据脉搏搏动的力度，临床上可派生出数种脉象。脉力分有力无力，当以沉取为准。无论浮取脉力如何，只要沉取有力即为实证，沉取无力即为虚证。

二、脉率

脉率有快慢之分。快者，儿童为吉。临床上分为迟、缓、数，病脉之快可因邪迫、气血奔涌而脉快；亦可因正气虚衰、气血惶张、奋力鼓搏以自救，致脉快。脉来慢者，可因气血为邪气所缚，不得畅达而行慢；亦可因气血虚衰、无力畅达而行慢。

三、脉律

脉律指脉搏跳动的规律，是指在一定时间内，以五十动为基准，观察脉搏是否发生异常的节律变化。气血循行，周而复始，如环无端，脉律当整齐。若有歇止，则为邪阻、气血不畅而止，或为气血虚、无力相继而止。脉律异常有促、结、代。

四、脉位

脉位指寸口脉的位置，脉位分类以浮中沉位最通用，也有主张浮中沉伏位，如《文魁脉学》临床脉位分浮、沉、伏。

五、脉形

脉形表现为脉道长短、宽窄、曲直。就长短而言，长脉长，短脉短。就脉形宽窄而言，洪、大、实脉的脉形均宽，细、微脉的脉形窄小。弦紧脉脉形多直，老年人动脉硬化日久，寸口脉屈曲如蚯蚓。

六、脉势

脉势即脉的来去之势。例如，脉搏来势很流畅的脉象叫滑脉，来势不流畅的叫涩脉。所谓脉势，其实还包括紧张度，如弦、紧脉。

七、充盈度

充盈度是指脉管中气血的容量。容量大的脉象有浊脉、滑脉、洪脉、实脉等，容量少者如细脉、弱脉、濡脉、微脉、虚脉等。

第五节　胃、神、根

脉象以和缓为有胃气，按之有力为有神，沉取或关部脉不绝者为有根，简称为胃、神、根。

病情危重，如果脉有胃、神、根者多可救治；或胃与神不见，只见根者，亦可以救治。此为真理，证之临床，确信度高。

何为胃、神、根？先以"胃"来说。胃为水谷之海，全身各个组织器官都要靠水谷精微所滋养，无这个后勤保障供给营养，新陈代谢、血脉流行就不可能运转，故脉生于胃。

其次以"神"来说。血脉流行跳动，全靠心脏跳动来维持。心藏神，"两精相搏谓之神"。意思是说，心跳不可过于有力，也不可过于无力，总之以有力视之似无力，无力视之似有力，总在适中、悠扬、安闲轻松自然为有神。神为脉的主宰，心藏神，所以说脉生于心。

最后以"根"来说。尺沉是肾脉，沉候是五脏脉，五脏尤以肾脉不绝者表示人的真阴真阳还在，疾病虽然危重，但不至于有生命危险。脑为髓海，肾主骨生髓，脑髓为肾脏所始生，大脑神经主司心的血脉跳动，肾为脉之根，故脉始于肾。

由上所述，脉始于肾（根），生于胃，主于心（神）。具体诊脉时，来去和缓（胃）悠闲（神），沉候与尺部不绝（根）者，为平人，有病也容易治疗，否则难愈。

第六节　脉诊在四诊中的地位

在任何时期的医疗实践过程中，患者病因、病机、病位的推断和病情的判断是重要环节，一旦诊断失误，将会把治疗导入歧途，轻则延误治疗，重则可危及患者生命。可是患者常常对自身的病况认知或表达不清，就如《扁鹊见蔡桓公》的故事中所述，在疾病初期，患者对自身几乎毫无感觉，等到发现不适、难耐之时，往往已发生器质性病变。此时或疾病很难医治，或患者倾家荡产或在病情中痛苦不堪，或最终难以治愈，丧失部分生理功能。古代医家没有现代科学仪器来协助诊断病情，但是他们在长期的经验积累和理论实践过程中，创造总结出了独特而又准确的疾病诊断方法——望闻问切，四诊合参。脉诊、面诊是中医学独特的疾病诊断方法，医者不完全依靠患者的主观感受，而是通过其他方法获取的信息，准确地对病情做出分析判断，辨明病因、病机、病位后确定治疗方案。古代医家说的望闻问切四个字，是医生尊崇的纲领。

古代医家对脉诊非常重视，《黄帝内经》162篇中仅讨论脉象就达30余篇，指出"按其脉，知其病，命曰神"，明确了脉诊的上中下部位、方法、常脉、病脉和危脉的特点，并着重提出了审察疾病时应从对比中找出问题的原则。《难经》不但继承了《黄帝内经》中的脉学研成果，而且首先提出了"独取寸口，以决五脏六腑死生吉凶之法"，确定将寸口分为寸、关、尺三部和浮、中、沉九候。《难经》中又讲："望而知之者，望见其五色，以知其病。闻而知之者，闻其五音，以别其病。问而知之者，问其所欲五味，以知其病所起所在也。切脉而知之者，诊其寸口，视其虚实，以知其病，病在何脏腑也。"然而面诊的难度在于患者存在生活习惯、体质、年龄、性别、健康程度等个体差异，呈现的气色、气质和声调语音会有所不同，如果不是经验丰富的医家，很难正确判断病情病因等。而通过脉诊就可以大幅提高诊断的正确性，使疾病在脉象中无可遁形。熟练掌握脉诊就可以正确把握患者的整体病情。《难经》对此赞叹道："以外（望、闻、切）知之曰圣，以内（切）知之曰神。"《伤寒论》则有重要的一句话："观其脉证，知犯何逆，随证治之。"如辨太阳病，以什么为辨证依据呢？张仲景明确指出："辨太阳病脉证并治第一"，脉是第一位，症是第二位，它是有主次的不同。

第七节　脉象与气机变化

气机即气的运动变化，指人体在气的推动下，一切正邪因素的空间动态分布。脉象是由气血的搏动而形成的，有形的血也是由无形的气所推动而运行的，故脉象实质也是气机变化的结果。要研究脉象产生的内在本质，除可从气血的角度进行探讨，还可从气机的角度进行研究。脉象三部九候的变化即是气机运动升降出入等变化的反映。将脉动作为了解人体气机活动的窗口，有助于理解和认识气机的升降出入等活动。每一个单因素脉或复合因素脉或兼脉都是气机变化的反映。例如，脉现浮、大、旺、劲等为气机向外向上，脉象沉、弦、细等为气机向下向内。总之，脉象是反映气机活动最为灵敏的窗口。

脉象由有形之质和无形之气共同组成。无形之气是指脉管的张力、血液在指下的冲击力、脉搏起伏的振幅大小、脉跳过程中的节律和速率、脉搏所处的深浅等。有形之质是指脉管及脉管内的内容物，反映在指下即为脉管的软硬度、脉管的粗细、脉管内有形之物的软硬度、脉管内的充实度等。无形之气可以反映人体的阳气状态，一般来说，脉率快、脉幅大、脉位浅、脉力冲击力大多为阳气上浮、外出或为火热，反之则为阳气衰减或沉潜或为寒凉。

有形之质可以反映痰饮、水湿、血液等状态，一般来说，脉管内容物偏松软或稀疏，可考虑水湿，或血虚，反之可考虑为瘀血。从脉象的脉气、脉质变化先判断人体的气机变化，然后再去分析病机、病因、病位，这将使疾病诊断更加准确。

第八节　脉诊与辨证

一、脉诊与阴阳

阳虚证脉多表现为脉浮空或细微无力；阴虚证脉多表现为脉长大有力。

此处的阳虚和阴虚与中医教材所指的阳虚、阴虚有所不同。

气有余，便是火，火旺者阴必亏；气不足便是寒，寒盛者，阳必衰。

如《医理真传》辨认一切阳虚证法云："凡阳虚之人，阴气自然必盛。外虽现一切火症，近似实火，俱当以此法辨之，万无一失。阳虚病，其人必面色唇口青白无神，目瞑倦卧，声低息短，少气懒言，身重畏寒，口吐清水，饮食无味，舌青滑，或黑润青白色，淡黄润滑色，满口津液，不思水饮，即饮亦喜热汤，二便自利，脉浮空，细微无力，自汗肢冷，爪甲青，腹痛囊缩，种种病形，皆是阳虚的真面目，用药即当扶阳抑阴。然又有近似实火处，又当指陈。阳虚症，有面赤如朱而似实火者，有脉极大劲如石者，有身大热者，有满口齿缝流血者，有气喘促、咳嗽痰涌者，有大小便不利者，此处略具一二，再玩阳虚门问答便知。"

辨认一切阴虚证法："凡阴虚之人，阳气自然必盛。外虽现一切阴象，近似阳虚症，俱当以此法辨之，万无一失。阴虚病，其人必面目唇口红色，精神不倦，张目不眠，声音响亮，口臭气粗，身轻恶热，二便不利，口渴饮冷，舌苔干黄或黑黄，全无津液，芒刺满口，烦躁谵语，或潮热盗汗，干咳无痰，饮水不休，六脉长大有力，种种病形，皆是阴虚的真面目，用药即当益阴以破阳。然亦有近似阳虚者，历指数端。阴虚症，有脉伏不见，或细如丝，而若阳虚极者，有四肢冷如冰，而若阳绝者，有忽然吐泻，大汗如阳脱者，有欲言不能，而若气夺者。此处不过具其一二，余于阴虚证作有问答数十条，反复推明，细玩便知。"

二、脉诊与表里

表证脉象多表现为浮脉，里证脉象多表现为沉脉。

在诸多主病中，浮脉主表权重较大。浮脉是历代医家所强调的，是几个所谓的纲脉之一。它所主病的表证就显得非常重要，临床上表证较多，临证中往往对表证不太重视。"失表"的病也多，诸如高血压、癌肿、胃炎、系统性红斑狼疮等都存在这个问题，数不胜数，且临床疗效普遍不高。出现这种情况原因是多方面的，首先是对经典不太重视，例如《伤寒论》中，很多处地方都让"先表、后里"或"表里同解"，从诸多条文中可以看出六经皆有表证。其次是对脉诊的不熟悉、不重视。如果是脉诊技术掌握得比较好的中医，临证中就可以发现很多"隐性外感"或"显性外感"。什么是"隐性外感"呢？就是很多长期表证携带者，少则几天、多则几个月而病人不自知。不管是显性表证抑或隐性表证，如果不先解除外证的话，里证就很难恢复，或大打折扣，治疗效果不尽如人意，很多疑难杂症或危重症很难治愈。

在临证中，如果抓准了表证，治愈了表证，很多久治不愈的里证或疑难杂症便可迎刃而解，临床疗效保守估计会上升百分之一二十。

在表证中，六淫邪气以寒邪为主、风邪其次，再其次如热邪、湿邪、燥邪等，寒邪所致感冒比重极大。在现今社会，多以寒夹湿、寒夹风、风夹湿为主。

浮脉主表，要看兼夹邪气，浮紧主风寒，浮弦也主风寒，浮缓主风湿，浮数主风热。

我在临证中判断"隐性表证"最重要的方法是靠脉诊，其他三诊作参考，但是显性感冒也可作为参考。

1.左尺中取（膀胱脉）紧、弦或兼旺，因膀胱经为全身最长的经脉，为人身藩篱。

2.右寸浮紧或浮弦，因肺主皮毛。

3.整个左脉浮紧或浮弦。《黄帝内经》说"人迎紧盛伤于风""气口紧盛伤于食"。两手之脉，左为人迎，右为气口。

"显性表证"有无的标志：①病人是否有感受外邪的病史。②病人的症状，临床表现是否侧重于体表的组织，器官，经脉。③临床表现无里证。所谓里证是指疾病入脏腑、气血、骨髓等所表现的症状，一般以五脏六腑的症状为主。

表证也可见沉脉，不可不知。只能说见到浮脉多主表，但是见到表证不一定都是浮脉。浮脉在六经辨证中，三阴经的表证反而脉多现沉（太阴肺经除外）。各经表证所现的一些沉脉，沉取多不显虚弱之象。

脉沉而有力多为邪气侵犯脏腑，脉沉而无力为气血阴阳亏虚所致。

三、脉诊与寒热

热证脉象多表现为旺、劲、滑、大，寒证脉象多表现为紧、弦。

辨寒热是八纲中非常重要的两纲，辨识寒热，仅凭患者的自述症状和查看患者的舌象是远远不够的，必须配合脉诊，才能够诊断准确，辨证无误。

为什么没有将迟脉、数脉作为辨寒热证的依据呢？是因为迟、数多不主寒热，以下试讨论之。

迟脉、数脉之名首见于《黄帝内经》，只是经文未对迟脉和数脉进行明确的定义，到东晋王叔和的《脉经》才对迟脉、数脉下了定义。对数脉的定义，《脉经》说："去来促急。"之后又有小注说："一曰一息六七至，一曰数者进之名。"迟脉的明确定义见《脉经》："迟脉，呼吸三至，去来极迟。"又有小注说："一曰举之不足，按之尽牢。"

《脉经》首次提出迟脉主寒，数脉主热，而且还分寸、关、尺分部见迟数而主寒热。《素问·三部九候论》云："独疾者病，独迟者病，独热者病，独寒者病。"

在东晋以前，只要体温超过正常就诊断为热病，或局部有热象就诊断为热病，以症状为主要依据。而明清以后所说的热证、寒证则多指辨证结果，往往讲的是病因病机为寒热证的疾病，所以应该是不同的概念。

例如《伤寒论》第208条云："阳明病，脉迟，虽汗出不恶寒者，其身必重……"第52条云："脉浮而数者可发汗，宜麻黄汤。"迟脉主寒、数脉主热的判断是一定有问题的。

在现实中，有很多心衰患者间断出现心慌、心累、气短，活动后症状加重，有时双下肢肿、面肿，并见心率偏快，且大多会出现数脉。这种数脉应该多主虚，而非主热。在临床中数脉不主热的例子很多，不胜枚举。

明代萧京在《轩岐救正论·如迟脉》中云："凡人伤寒初解，遗热未清，经脉未充，胃气未复，必脉见迟滑，或见迟缓，岂可投以温中而益助余邪乎？"又云："夫数按不鼓则为虚寒相搏之脉，数大而虚则为精血销竭之脉。"

这说明，不能仅凭数脉而判断患者属于热象，仅凭迟脉而判断患者属于寒象。

迟数多不主寒热的理由：首先临床实践多不支持。其次由于东晋之后与明清之间的语境不同，概念有偏差，导致"迟寒数热"这一观点不能贯穿中医脉诊史的始终。第三，东晋之前的寒热，多指的是症状，而到了明清时期，寒热多半是指病机，于是就出现了对寒热判定标准的游移。

四、脉诊与虚实

实证脉象以沉取有力为判断依据，虚证脉象以沉取无力为判断依据。

因为沉候为根，沉候为本，沉候的有力无力，才能够真正反映脉的虚实。对此，《黄帝内经》以及后世医家都有不少论述。例如《素问·至真要大论》说："帝曰：脉从而病反者，其诊何如？岐伯曰：脉至而从，按之不鼓，诸阳皆然。帝曰：诸阴之反，其脉何如？岐伯曰：脉至而从，按之鼓甚而盛也。"对这段话，张景岳叙述得更清楚。张景岳说："脉至而从者，为阳证见阳脉，阴证见阴脉，是皆谓之从也。若阳证虽见阳脉，但按之不鼓，指下无力，则脉虽浮大，便非真阳之候，不可误为阳证，凡诸脉之似阳非阳者皆然也。或阴证虽见阴脉，但按之鼓甚而盛者，亦不得认为阴证。"这表明，即使临床表现为一派阴证、"虚证"，脉见沉细涩等阴脉，但只要指下有力，即"按之鼓甚"，便是阳证、"实证"。即使临床表现为一派阳证，"实证"浮取脉亦为洪数的阳脉，但只要指下无力，即"按之不鼓"，就是阴证、虚证。

又如《医宗金鉴》明确指出："三因百病之脉，不论阴阳浮沉迟数滑涩大小，凡有力皆为实，无力皆为虚。"再如《医家四要》说："浮沉迟数各有虚实。无力为虚，有力为实。"

另外必须指出，假如脉象过于有力，强劲搏指，不得作实脉看，此为人之胃气衰败，真气外泄之危脉。

第九节　诊气脉法与诊形脉法

在中医脉学实践中，一种是以阴阳五行理论为指导，以诊气为主的脉法。另一种是以"全息理论"为指导，以诊形为主的脉法。

诊气脉法用阴阳五行、脏腑辨证等来推论病因病机，辨明病势，这种脉法的诊查结论以辨证论治来表达。而以诊形为主的脉法将脉的整体与人的整体进行对应，以查病形，以定病位，这种脉法的诊查结论以疾病病名来表达。

例如李时珍《脉诀考证·古今脉变》中说道，脉诊"特以诊五脏六腑之气也，而非五脏六腑之形"。这也说明诊脉有诊气和查形的区别。

所谓诊气，主要指气血阴阳，在脏在腑。或以虚实分邪正，或以浮沉分内外。辨证为先，审证查因，有鬼神不测之妙。中医大家任应秋所著的《脉学研究十四讲》即是以诊气脉法为主的大作。《伤寒论》中的脉法也是以诊气为主的。

所谓诊形，主要是指分形定位，在肝在胆，在肾在肺，或知为痞块，大小之所在……张颖清先生"生物全息律"的提出，为以诊形为主的脉法提供了理论上的指导。如今人金伟先生的《金氏脉学》、许跃远老师的《象脉学》、寿小云教授的《心有灵犀一脉通》、王光宇的《精准脉诊带教录》等皆是以诊形为主的微观脉学。以诊形为主的脉法，可以探查到人体内有无肾结石，肾结石有多大；妇女子宫内有无肌瘤，肌瘤有多大。

临证之时，诊气为主的脉法与诊形为主的脉法各有所验，各有所凭，且互有争执，但还是以诊气为主的脉法为优。如果两种脉法能兼而并之，方称能者。正因为脉法有诊形和诊气两大类，且两者如太极之仪，相因相长，相生相克，使得中医脉法纷繁复杂。例如大肠分部，究竟是在右寸还是在右尺，历来争执不一。如若知道脉有诊形和诊气，则争论就会停止了。所谓右尺以候大肠者，诊形也，所候者五脏六腑之大肠腑也。所谓右寸以候大肠者，诊气也，所候者手阳明大肠经之气也。在临床上，肠腑积热引起的便秘，当从右尺诊之，药用大黄、槟榔等攻之，积去则通。气虚不运引起的便秘，当从右寸诊之，用药以生白术、黄芪、参类等为主，气足则运。

下篇　脉诊体悟

第一节　浮脉

一、浮脉之象

轻按即得，浮泛于皮肤之表，举之则泛泛流利，按之则稍减而不空。前人形容此脉为"如循榆荚""毛""泛""肉上行""如水浮木"。

浮脉为历代医家强调的纲脉之一，浮脉之象是"举之有余，按之不足"，就是轻取的时候很明显，中取稍差一些，再沉取就更差。这是比较标准的浮脉，但是在临床实际中，这种标准的浮脉不太多，更多的是不太标准的浮脉。浮脉从"举之不足"到"按之有余"其变化过程可大致分为三类：①浮：浮取明显、中取不足、沉取更不足，即上述经典浮脉。②略浮：接近于标准的浮脉，只是程度上稍差一点。浮取应指比较明显，中取亦比较明显，浮取、中取比较接近，但是沉取就不足，不像标准浮脉浮取非常明显、中取不太明显、沉取就更不足。③略略浮：在浮取的切脉指力上要稍微加点力才比较明显一些，假如浮取不太明显、但浮取可感觉得到、中取也感觉得到、沉取就不足，那就是略略浮。

二、浮脉构成要素与辨析

浮脉既可为常脉也可为病脉，是临床中最常见的脉之一。浮脉只反映脉位变化，以"脉位浅在"为构成条件。除此之外，不含其他因素，属单因素脉。

在临床上是否判断为浮脉的核心在于：轻取脉搏非常明显。

浮脉为常见的纲领脉之一，它既是具有独立意义的单因素脉象，又可作为其他脉象的构成条件，如濡脉等，也可与其他脉相兼，如浮滑、浮数等。

三、浮脉原理与临床诊断意义

外来邪气侵犯体表，体内正气抗邪外出，正邪相搏于体表；体内邪气被正气驱逐，意欲从皮毛而出；阴亏而阳气不相恋，阳气外脱，体表阻之；体内风邪鼓动，气血抗逆，趋于体表。以上四种情况，病位集于体表，所以会出现"浮"脉之象。

1.外感六淫邪气

浮而无力为表虚，浮而有力为表实。兼脉：常见浮紧（无汗）为伤寒，浮缓（有汗）为中风，浮数为风热，浮滑为风痰，浮虚为伤暑。例如《伤寒论》云："太阳之为病，脉浮，头项强痛而恶寒。"又云："脉浮者，病在表，可发汗，宜麻黄汤。"

2.内入邪气，欲从外解

例如《伤寒论》第327条云："厥阴中风，脉微浮为欲愈，不浮为未愈。"此为厥阴之邪气，从表而出所致脉微浮。

3.阴血亏于内，阳气浮趋于表

例如《金匮要略》云："男子面色薄者，主渴及亡血，卒喘悸，脉浮者，里虚也。"此阴亏于内，阳散于外所致脉浮。又云："夫脉浮，目睛晕黄，衄未止；晕黄去，目睛慧了，知衄今止。"意思是说，血去阴枯，阳气无所依附，而浮之于外而现脉浮。

4.风邪鼓动，气血抗逆于体表。

四、临床应用

医案

李某，女，62岁，2014年10月2日初诊。

主症：每晚只能入睡两小时左右，醒后就不能再入睡3年余，舌淡红，苔厚白，余无所苦。曾服西药安眠镇静药，在院外多次中医治疗，效不佳。脉象：左寸尺脉浮而细滑。

析脉：左寸脉属心、左尺属肾。今见左寸尺脉浮细，为心肾阴虚，虚热上扰心神，心肾不交。脉滑主热、主痰。纵观全脉，浮细而滑，为痰热内扰、心肾不交之证。

治法：滋阴清热化痰，交通心肾。

处方：生脉饮合温胆汤加减。生晒参10g，麦冬12g，五味子6g，竹茹10g，炒枳实6g，陈皮12g，法半夏12g，茯神12g，石菖蒲6g，炙甘草3g。7剂，水煎服，1日1剂。

2014年10月10日二诊：服上方后能入睡6小时左右，效不更方，又原方7剂。

按：这一案例是浮脉主虚的病证。一般来说，浮脉多见表证，但是该患者是里虚证而出现浮脉，可见浮脉不仅主表证，亦主里证。凡里证出现浮脉，出现于哪一部脉位，即为哪一部脏腑的虚证。如右尺浮多主肾虚。临床辨证时，只有四诊合参，才能准确辨证，治疗无误。如一见浮脉，只知浮脉主表而用解表发汗药，则会致误汗伤正气或转为坏证。

附歌诀

体状诗：浮脉惟从肉上行，如循榆荚似捻葱。三秋得令知无恙，久病逢之却可惊。

相类诗：浮如木在水中浮，浮大中空乃是芤。拍之而浮是洪脉，来时虽盛去悠悠。

浮脉轻平似捻葱。虚来迟大豁然空。浮而柔细方为濡，散似杨花无定踪。

主病诗：浮脉为阳表病居，迟风数热紧寒拘。浮而有力多风热，无力而浮是血虚。

寸浮头痛眩生风，或有风痰聚在胸。关上土衰兼木旺，尺中溲便不流通。

第二节　沉脉

一、沉脉之象

举之不足，重按始得，即浮取摸不到，须重按至骨肉之下、筋骨之上方能得之。脉来软滑调匀为平脉，兼脉则以病论。前人形容此脉为"如石投水""如棉裹砂""水行润下"。

二、沉脉构成要素与辨析

沉脉，古称"营""石""法阴属地"，也是临床常用脉象。沉脉与浮脉正相反，以脉位"深在"为构成条件。除此之外，不含其他因素，是单因素脉象，是常用的纲领脉之一。

沉脉是"举之不足，按之有余"，指轻取脉不明显，中取才开始明显，沉取更明显。也就是说，标准的沉脉是越重按越有力，这种很标准的沉脉在临床上比较少见，因为"邪之所凑，其气必虚"。邪正搏斗的结果一定会消耗正气，正气稍微弱一点，重按脉搏就显得没有那么有力了，故在临证中大多数沉脉是浮取不足，中取就明显，沉取也明显，但不一定比中取更明显。

沉脉既可作为其他脉象的构成条件，如弱脉等，也可与其他脉象相兼，如沉数、沉滑等。

三、沉脉原理与临床诊断意义

1.外邪侵袭，可致脉沉

寒邪侵犯机表，因寒邪其性收引凝滞，腠理闭阻，经络不畅，人体之气血不能外达皮毛，故脉不仅不浮，反见沉脉。如《四诊抉微》云："表寒重者，阳气不能外达，脉必先见沉紧。"再如《伤寒论》第301条云："少阴病，始得之，反发热，脉沉者，麻黄细辛附子汤主之。"此条文表明，少阴表证，外邪入侵，脉现沉象。当前不少伤寒论研究者认为麻黄细辛附子汤为太少两感而设，真正的伤寒太少两感出现在《伤寒论》第91条。其云："伤寒，医下之，续得下利清谷不止，身疼痛者，急当救里；后身疼痛，清便自调者，急当救表，救里宜四逆汤，救表宜桂枝汤。"单凭一个脉沉就断为太少两感，就用麻黄细辛附子汤是不可取的，必须结合有无里证进行诊断，否则用后易出现生命危险。

2.瘀血、食滞、痰湿、水饮、火郁、腑实、积聚等可导致脉沉

临床中，瘀血、食滞、痰湿、水饮、火郁、腑实、积聚等诸多有形之邪都可阻滞人体内气机，使脉道不畅，气血不利而现脉沉。由于阻滞的有形之邪性质不同，阻滞程度有差异，沉脉常兼涩、滑、弦、细、伏等。

3.阴阳气血不足和亏损可导致脉沉

临床中，虚证大多脉沉。阳气主动，可以推动、激发全身的功能，阳气无力推动阴血在脉管内循行，脉乃沉。阴血不足或枯竭者，无力充盈血脉也可致脉沉。

临床使用沉脉要点：正虚脉沉，当沉而无力；邪气侵犯脏腑，脉多数沉而有力。

前论浮脉时言，正虚可致脉浮，这里又说正虚脉也沉，不是自相矛盾吗？不是这样的。正气虚的脉可以浮也可以沉，取决于正虚的程度与方式。只有当身体虚到一定程度，正气外越才会浮，即气机外浮、正气外浮、虚阳外浮欲脱。所以邪气内闭、正气外脱，脉才会浮。若亏损，气血阴阳虚的时候，脉是不会浮起来的，一般都是脉沉。

四、临床应用

医案1

曹某，女，36岁，2012年3月6日初诊。

主症：白带黄色，臭味，量多1月余，小便黄，欠利，大便正常，纳可，睡眠欠佳，不恶寒，舌略红，苔黄厚腻，脉象沉、浊、劲。

析脉：沉脉主里，浊脉主湿甚，劲脉主热，为湿热下注之带下病。

治法：清热、燥湿、止带。

处方：四妙散加味。苍术15g，黄柏10g，薏苡仁30g，川牛膝10g，白果12g，连翘15g，败酱草24g，土茯苓30g。7剂，1日1剂，水煎服。

2012年5月7日来诊他病时说：服上方7剂后白带已正常。

医案2

王某，女，32岁，2018年4月12日初诊。

主症：反复下肢浮肿6年余，上身不肿，以双膝以下肿甚，按之凹陷，纳食正常，无小便不利，大便正常，乏力，眠差，汗出正常，怯寒，无口干口渴，经重庆市内多家医院诊疗，未找出确切原因，中西医皆治疗效果不佳。舌淡红略胖，苔白，脉象两尺沉弱、右寸虚。

析脉：右寸为肺，右寸脉虚为肺气不足，肺气虚则水液不能下输膀胱。尺脉主肾，两尺沉弱，主肾气亏损，肾亏则气化失常，水饮泛滥。乏力、怯寒、舌略胖、下肢肿皆为阳虚水泛所致。

治法：温阳补气。

处方：制附片15g（先煎1.5小时），白芍15g，炒白术15g，茯苓15g，淫羊藿15g，黄芪24g，党参18g，生姜15g。14剂，1日1剂，水煎服。

2018年5月2日二诊：服上方14剂后乏力、怯寒、浮肿等症减轻，脉象较前有力。说明服药后肺肾不足渐复，继用温阳补气利水之品。

处方：制附片30g（先煎1.5小时），白芍30g，炒白术15g，茯苓30g，生姜30g，黄芪36g，补骨脂15g。14剂，1日1剂，水煎服。

二诊方加减出入治疗近两个月，6年多的水肿病完全治愈。后以口服中成药金匮肾气丸1月余以资巩固。

按：以上两个医案，虽然病证不一，但都见到沉脉，均属里证。王某两尺沉弱无力，故诊为阳虚水泛证，用温阳补气利水而见效。曹某脉见沉浊劲是下焦里湿热证，用清热燥湿止带药而愈。这说明虽然沉脉主里证，然而里证又有虚、实、寒、热的不同。临床上以脉有力无力来诊察里虚里实，以兼脉之紧、弦、劲等来分属寒热之异。凡里实证脉多沉而有力，如瘀血阻滞、痰湿蕴阻等。里虚证多沉而无力，如神疲、乏力、心慌、心悸、自汗、盗汗、遗尿等。里热证脉多沉而兼劲滑大，如渴常饮冷、烦躁便秘、小便黄赤等。里寒证脉多沉而兼紧、弦之象，常见四肢不温、口不渴或喜热饮等。里寒证与里热证中又有虚实之分，沉弱无力属虚寒证，沉弦紧有力属实寒证；沉劲滑有力属里实热证，沉弱数无力属里虚热证。只有充分辨别沉脉，才可以辨证准确，提高疗效。

附歌诀

体状诗：水行润下脉来沉，筋骨之间软滑匀。女子寸兮男子尺，四时如此号为平。

相类诗：沉帮筋骨自调匀，伏则推筋着骨寻。沉细如绵真弱脉，弦长实大是牢形。

主病诗：沉潜水蓄阴经病，数热迟寒滑有痰。无力而沉虚与气，沉而有气积并寒。

寸沉痰郁水停胸，关沉中寒痛不通。尺部浊遗并泄痢，肾虚腰及下元痌。

第三节　迟脉

一、尺脉之象

迟脉较慢，一息三至以下，凡脉搏慢于正常均谓迟脉。迟脉1分钟脉搏大约在60次以下。前人形容此脉为"不前""如泻漆之绝"。

二、迟脉构成要素与辨析

迟脉与数脉正好相反，是脉的至数不及正常。除此之外，不含其他条件，为单因素脉象。凡一息三至或三至以下者皆为迟脉。

历代古医家以"呼吸定息"测定脉的至数，迟脉又是在至数减少的方向延伸，所以说，迟脉可允许的变化范围很小，它只能再包括一呼一吸二至、一呼一吸一至或不足一至。

也有的医家认为，迟脉应以脉象之象为据，而不重在至数。迟脉以来去皆迟慢为迟，无论至数为三至、四至。若仅以至数分，有些问题难以解释。多数脉书皆有寸迟、关迟、尺迟的分部。若独关迟，则一息三至，寸尺不迟，整个寸关尺的脉率当不一致。例如，《金匮要略·胸痹》云："寸口脉沉而迟，关上小紧数。"寸迟当一息三至，关数当一息六至。寸关尺本为一脉贯通，一气而动，寸口尺三部脉应是相等的，不应该出现各部至数不等的情况。

三、迟脉原理与临床诊断意义

1.邪气阻遏，气机不畅

（1）寒邪所客：寒为阴邪，其性收引凝泣、气血不得畅达而脉迟。《金匮要略·痉湿暍病脉证》云："太阳病，其证备，身体强，几几然，脉反沉迟。"既为太阳证，脉本应该浮，何以反见沉迟？乃风寒之邪客于血脉、气血不得畅达而致。

（2）热与血内结：例如《伤寒论》第143条中的热入血室云："妇人中风，发热恶寒，经水适来，得之七八日，热除而脉迟身凉，胸胁下满，如结胸状，谵语者，此为热入血室也……"血与热结，不能畅通，所以脉迟。

（3）痰饮、湿蕴、食积、瘀血阻滞气机也可以致脉迟。

2.正虚脉迟

正虚包括阴阳气血的虚衰，都可以使气血不振、运行不畅而致脉迟。

（1）阳虚脉迟

阳虚不能温煦、推荡气血运行，阴寒内盛又使气血凝泣不行，故脉来去迟慢。凡心阳虚、脾阳虚、肾阳虚者皆可令脉迟。此迟当沉而无力。

（2）气虚脉迟

气虚无力推动两脉，率血而行，致脉来去迟慢。此迟必迟而无力。

（3）血虚脉迟

血虚不能充盈血脉、脉道枯而涩滞不利，故脉来去皆迟慢。如《伤寒论》第50条云："假令尺中迟者，不可发汗，何以知然？以荣气不足，血少故也。"

气虚、血虚、阳虚皆可致脉迟而无力。其鉴别之点在于：气虚者，伴气短乏力症，而寒象不明显；阳虚者，伴畏寒肢冷、舌体淡胖等；血虚者又伴血色无华、心悸、舌淡，脉迟无力而兼细。

（4）阴虚脉迟

阴虚之脉多细数或虚数，迟者少见，但不是绝对没有。例如，热邪灼伤津液、血稠浊而行迟亦可导致脉迟。阴虚脉迟者多舌质红绛少苔，伴阴虚阳亢之热象。

总之，邪阻而迟者沉取必有力，正虚而脉迟者沉而无力。

四、临床应用

医案

李某，女，65岁，2012年3月14日初诊。

主症：胸闷两年余，饮食、睡眠均可，略乏力，恶寒，大小便正常，心电图提示：窦性心动过缓，心率40~55次/分，舌淡红、胖大齿印，苔薄白腻，脉迟缓无力。

析脉：迟脉主寒，缓脉主湿邪阻滞，无力为虚证，属少阴阳虚寒湿郁阻所致。

治法：温阳除湿通脉。

处方：制附片18g（先煎1.5小时），细辛6g，麻黄6g，薏苡仁15g，瓜蒌壳6g，薤白10g，太子参15g。7剂，水煎服，1日1剂。

2012年3月25日二诊：药后心率提升到70次/分左右，胸闷减轻。仍以上方加减10余剂，巩固疗效。

按：李某脉见迟缓力差，显系少阴阳虚寒湿郁阻所致。临床上，迟脉的出现主要为脏腑阳虚寒湿所致，但也有因邪热内结、阻滞血脉运行出现迟而有力的情况。如《伤寒论》云："阳明病，脉迟虽汗出，不恶寒者，其身必重，短气腹满而喘，有潮热者，此外欲解，可攻里也。手足濈然汗出者，此大便已硬也，大承气汤主之。"这种情况在临床上比较少见。

附歌诀

体状诗：迟来一息至惟三，阳不胜阴气血寒。但把浮沉分表里，消阴须益火之原。

相类诗：脉来三至号为迟，稍快于迟作缓持。迟细而难知是涩，浮而迟大以虚推。

主病诗：迟司脏病或多痰，沉痼癥瘕仔细看。有力而迟为冷痛，迟而无力定虚寒。

寸迟必是上焦寒，关主中寒痛不堪。尺迟肾虚腰脚重，溲便不禁疝牵丸。

第四节　数脉

一、数脉之象

脉来数急，一息五至到六至之间。数脉是脉搏的节律快，就成年人来说，80~120次/分则为数脉；小儿的正常脉象较成人要快些。前人形容此脉为"击""躁""喘""搏""往来越度""脉流薄疾"。

二、数脉构成要素与辨析

数脉为单因素脉，只反映脉的至数比正常快，除此之外，不含其他条件。凡一息六至左右，皆为数脉。正常脉的至数为一息四五至之间，这是辨别数脉的依据和界限。数脉有比较具体的指标，是很容易辨别的脉象。

数脉与迟脉一样，有的医家也认为数脉应重在脉象之象，而不重在至数。脉来去皆快，即为数脉。至于脉的至数可一息五至，或一息六至。《脉经》说"数脉，来去促急"是以"象"论数脉。《素问·生气通天论》也说"脉流薄疾"，即脉来去疾速急迫也是数脉。

三、数脉原理与临床诊断意义

1.火热甚所致

热邪与火邪都能导致数脉，因热性急迫、火性急数，以致心脉搏动加快，即《伤寒论》所谓"数则为热"。

因阳热亢盛而致火性急数、热性急迫，从而致脉数。阳热亢盛可见于五志化火、六气化火，以及瘀血、食积、痰饮、湿滞等蕴而化火生热。

由于引起阳热亢盛原因不同，所以数脉的兼脉也不同。外感六淫化热者，脉多洪数、旺数、劲数。气郁化火者，脉多沉数或沉弦而劲数。痰食蕴久化热，脉多滑数、浊数。湿邪蕴而化热，脉多濡数、浊数。当然，除兼脉不同外，其他症状和体征各有特点，应相互参照，以资鉴别。这类数脉皆属实热，当数而有力，治当以凉泻为主。

2.正虚脉数

正虚包括气血阴阳的亏虚，其皆可致数。

（1）阴虚脉数：阴不制阳，则阳相对亢盛，鼓荡气血，脉流薄疾而脉数。阴虚所致的脉数，当细数无力。若阴虚不能内守而阳气浮越者，脉可浮数而不受重按。

（2）气虚、血虚、阳虚皆致脉数：因正气虚衰、气血惶张、奋力鼓搏以自救而致脉来急迫，愈虚愈数，愈数愈虚。此数，或沉细而数，或浮大而数，皆按之无力，治当温补。

3.寒邪、湿邪与阳气剧烈相争出现脉数

寒湿之邪与阳气相争不太剧烈时，一般不会出现发热、脉数，当正气与寒湿之邪斗争剧烈时，引起气血动荡而脉出现数脉。

例如《伤寒论》第49条云："脉浮数者，法当汗出而愈。若下之，身重、心悸者，不可发汗，当自汗出乃解。所以然者，尺中脉微，此里虚。须表里实，津液自和，便自汗出愈。"第52条云："脉浮而数者，可发汗，宜麻黄汤。"此处的脉浮数不是主风热，如果主风热，怎么会用麻黄汤去治疗呢？此处的脉数是卫阳与寒湿剧烈相争引起的，而不是火热之邪导致的。例如本人治一王姓患者，男，42岁，全身酸痛，发热，恶寒，无汗，无口渴、口干、无咽红、咽痛，舌淡红，苔白腻，脉浮紧数，用荆防败毒散加麻黄、桂枝散寒除湿发表，一剂药后，汗出热退身凉，全身酸痛已无，脉略浮缓，余无不适。此案例的脉数发热由寒湿困表、正气与寒湿剧争而现。

四、临床应用

医案1

李某，男，8岁，2015年8月10日初诊。

主症：自6岁时因肺炎住院治疗后即患便秘，至今每3~7天大便1次，每次大便时多呼叫腹肚痛，很费力的情况下才解下粗硬干结粪便1粒，且色黑。患者性格急躁，诊脉看病时表现得躁动不安，体瘦，面色略红，眠差，小便略黄，稍纳差，头汗出，怕热，口略渴，前医用过承气汤，通便后又复发，舌质略红，苔白，脉沉数滑，左关弦，有力。

析脉：滑数脉为热盛，左关弦为肝郁，沉脉为病在里，性急、面色红、头汗出为肝郁化火所致。

治法：疏肝解郁，清热润肠。

处方：柴胡6g，枳实6g，白芍8g，玄参10g，麦冬10g，生地黄10g，瓜蒌仁5g，牡丹皮6g，炒栀子3g，焦三仙各6g，炙甘草3g。3剂，水煎服，1日1剂。

服药后当晚矢气多，次日早晨顺利解下质软色黄的条状大便，其后每日大便皆正常，停药1周后未再复发。停药1个月后复发，复以前方继服1周余，便秘未再发作。

医案2

黄某，女，40岁，2016年8月6日初诊。

主症：自述每次月经后白带色淡红、滴沥不尽两年余，小便略黄，大便正常。手足心热，夜间咽干，不渴，无汗，不恶寒，睡眠欠佳。舌质红，少苔，脉沉细数无力，时见滑脉。

析脉：脉沉主病在里，细数脉主阴虚火旺，滑为湿气较盛，无力之脉主虚证。综观全脉，系阴虚火旺，赤白带下病。

治法：滋阴清热，利湿止带。

处方：龟板12g（先煎），砂仁6g，炙甘草6g，北沙参12g，地骨皮10g，乌贼骨10g，白芍12g，生地黄15g。7剂，水煎服，1日1剂。

2016年8月16日二诊：服上药后白带色由淡红转白色，夜间咽干减轻，余症同前，脉舌无变化。治法在前方基础上加太子参15g，7剂，水煎服。

上方加减共服两月余，诸症痊愈。

按：以上两个医案同见数脉，案1李某脉沉数弦滑有力，以肝郁化火为主要病机，清肝化热，解郁润下治疾病之本，不通便，便自下。案2黄某脉象细数无力，是阴虚火旺的主脉，故以滋阴清热、利湿止带之剂而获效。所以数脉的主症，一定要看其有力无力及兼脉，单纯摸到一个数脉，如无相兼脉，则很难判定是主热还是寒。浮数主表热，沉数主里热，数而有力为实热，数而无力为虚热。另外少数久病正虚、心肾阳虚或虚阳外越的患者，亦可出现数而无力的脉象，所以一定不要一见到数脉就定为热证，这样的认识是不全面，易出现辨证误差，临床必须脉证合参，综合分析才能辨证准确。

附歌诀

体状诗：数脉息间常六至，阴微阳盛必狂烦。浮沉表里分虚实，惟有儿童作吉看。

相类诗：数比平人多一至，紧来如数似弹绳。数而时止名为促，数见关中动脉形。

主病诗：数脉为阳热可知，只将君相火来医。实宜凉泻虚温补，肺病秋深却畏之。

寸数咽喉口舌疮，吐红咳嗽肺生疡。当关胃火并肝火，尺属滋阴降火汤。

第五节　虚脉

一、虚脉之象

虚大而软，按之不足。凡脉重按无力为虚。前人形容此脉为"如按棉花""如循鸡羽"。

二、虚脉构成要素与辨析

《脉经》云："虚脉，迟大而软，按之不足，隐指豁豁然空。"从中可以看出，虚脉是一个复合因素脉，以迟、大、软、空为主要构成条件。虚脉构成要素：①脉体大。②力度差。③脉充盈度差。

但是《脉经》以前对虚脉的描述只有一个要素，即"按之无力"，并不含浮、迟、大。《素问·刺疟》篇云："疟脉缓大虚，便宜用药，不宜用针。"《素问·示从容论》云："今夫脉浮大虚者，是脾气之外绝。"《素问·五脏生成》篇云："黄，脉之至也，大而虚。"《黄帝内经》是把浮、大、缓作为虚脉的兼脉，认为虚脉本身并不具备浮、大、缓的特征。再者《金匮要略·血痹虚劳病脉证并治》云"夫男子平人，脉大为劳，脉极虚亦为劳"，将虚与大对举并论，则知虚未必大。《金匮要略·血痹虚劳病脉证并治》云"脉极虚芤迟"，迟乃虚之兼脉，知迟非虚固有之特征。张景岳之《景岳全书》也说："凡洪大无神者即阴虚也，细小无神者阳虚也。"所以虚脉的主要特征就是按之无力，至于是否兼有浮、迟、等均不能作为虚脉本身固有的要素。

三、虚脉原理与临床诊断意义

虚脉主正气虚。凡气、血、阴、阳、营、卫、津、液、精空虚，阳气不足以鼓动血管壁，血、阴液不足以填实血管中，故见虚脉。

31

虚脉的兼脉不同，主病机理稍异。浮而虚者，主气衰血虚；沉而虚者，主阳微；迟而虚者，主虚寒；数而虚者，主水涸；弦而虚者，主土败木贼；涩而虚者，主精涸；大而虚者，主气虚不敛，胃气外泄；尺中虚微细小，为亡血失精。

另外，至于人体是什么部位、什么脏腑虚者，可以结合寸口的分部来判断。如果寸脉虚，多见于人体上部，提示心或肺或两者兼而有之的亏虚；如果关脉虚，则主要是中焦、脾胃的亏虚；如果尺脉虚，主要是肾、下焦亏虚。多数情况按部位主病是这样的，但也有少情况不是这样。由于人体是一个整体，五脏六腑之间在生理病理上相互影响。例如，上焦的虚有可能是中焦不通、阻滞引起的，这时在寸口脉上多表现为寸弱，关弦而有力，这点不可不知。

最后需要提醒的是，临床凡见到虚脉，绝大多数为正气虚衰无疑，至于究竟是阳虚、气虚或血虚、阴虚、精亏等，则要结合以上所述兼脉、部位以及神、色、舌、症，四诊合参综合判断。

四、临床应用

医案1

黄某，女，30岁，2020年4月2日初诊。

主症：经血量多如水冲，色红有小血块，月经非时而下3小时余，小腹隐痛，喜按，四肢不温，无口渴、口干、口苦，头晕，乏力，心慌，大便略溏，小便正常，舌淡红，苔薄白，脉沉弱无力而数。

析脉：沉弱主阳虚、气虚，数为因虚而致，非热也，阳气亏损，气不摄血，以致血崩为患。

治法：温阳益气止血。

处方：制附片15g（先煎1.5小时），炮姜15g，红参15g，炒白术15g，炙甘草18g，艾叶炭12g。3剂，水煎服，2日3剂。

2020年4月4日二诊：服上方1剂后出血即止，乏力、心慌、头昏好转，诊其脉比前有力，略数。仍治以温阳益气。

处方：制附片15g（先煎1.5小时），干姜15g，红参15g，炒白术12g，炙甘草15g，当归12g，炙黄芪24g。7剂，水煎服，1日1剂。

后以中成药归脾丸连服月余，诸症痊愈。

医案2

胡某，男，53岁，2012年3月16日初诊。

主症：反复头昏、遗精5年余，腰酸困，每夜尿3次左右，无头痛、恶寒，纳食可，眠略差，大便正常，无小便不利。舌淡，苔薄白，脉两尺虚大。

析脉：尺脉主肾，虚大为不足，诊为肾气不足，阴精不固。

治法：补肾气固精。

处方：金匮肾气丸加减。熟地黄20g，山药15g，枣皮12g，牡丹皮6g，泽泻6g，茯苓12g，覆盆子15g，金樱子12g，菟丝子12g，肉桂3g，制附片12g（先煎1.5小时）。7剂，水煎服，1日1剂。

上方连服30余剂，诸症明显好转，按原方加减继服，以巩固疗效。

按：凡正气不足、气血阴阳津精亏虚诸证，皆可出现虚脉，见于何部即多主何脏亏虚。另兼脉不同，故主证也不同。一般来说，浮而虚主气血不足，沉而虚主阳微，迟而虚主虚寒。

附歌诀

体状相类诗：举之迟大按之松，脉状无涯类谷空。莫把芤虚为一例，芤来浮大似慈葱。

主病诗：脉虚身热为伤暑，自汗怔忡惊悸多。发热阴虚须早治，养营益气莫蹉跎。

血不荣心寸口虚，关中腹胀食难舒。骨蒸痿痹伤精血，却在神门两部居。

第六节 实脉

一、实脉之象

标准的实脉是浮中沉皆大而长、搏击有力。但有的实脉不很典型，或浮取时并不明显，而中取、沉取时大而有力，或脉大而有力并不长，或浮中沉皆有力但不甚大。前人形容此脉为"高、涌、愊愊坚强"。

二、实脉构成要素与辨析

自《脉经》以后，多数人把实脉当作多要素的复合脉象，但是脉象论述上不完全相同。《脉经》云："大而长，微强，按之隐指愊愊然。"《察病指南》

说："按之洪大牢强隐指幅幅然，故名实也。"《濒湖脉学》说："浮沉皆得大而长。"实脉的主要特征是大而有力。总结实脉要素应该是：①脉体大。②举按皆有力。

其实在《脉经》以前实脉是一个单因素脉。凡脉来有力即为实脉。《素问·玉机真脏论》云："脉实以坚，滑之益甚。"《金匮要略》云："脉数虚者为肺痿……脉数实者为肺痈。"所谓"脉数实"，即数而有力。又如《伤寒论》第369条云："伤寒，下利日十余行，脉反实者，死。"这里的实，指充实、不柔和，脉证相反。这说明，《脉经》以前的实脉和虚脉都是单因素脉象，主要指脉的有力无力。所以我们学习古人经验时，一定要分清楚说的是哪种，实际所指的是什么才行。

三、实脉原理与临床诊断意义

1. 邪气盛实

（1）外邪犯表：外感六淫、邪气亢盛、正与邪搏，脉象实。例如《伤寒论》第245条云："……阳脉实，因发其汗，出多者，亦为太过。"所谓"阳脉实"，张仲景应该指的是寸口脉浮有力，很大程度上指邪在表，可用汗法。

（2）里实证：内伤杂病中常可见实脉，这种实脉形成机理比较复杂。若脉实、舌红苔黄、确有热象可据者，属火热亢盛之实证，宜清热泻火。若脉实而舌不红，苔不老黄，无热象可凭，可因痰浊、瘀血、食积等，邪气阻隔于里，气机逆乱，正气奋力与邪相搏，气血激荡而脉实。

2. 正虚

在一些特殊情况下，实脉反主虚证。如胃气衰竭，真气外泄，脉见强劲搏指、失却冲和之象可见实脉，如《伤寒论》369条所云。此时实脉，并非实证，乃胃气衰败，万万不可攻伐。另外，冲气上逆而脉实。张锡纯认为，"八脉以冲为纲""上隶于胃阳明经，下连于肾少阴经"。当胃虚不固或肾虚不摄，冲气上逆，干于气血，脉可实大。张锡纯说，"脉弦大按之似有力，非真有力，此脾胃真气外泄，冲脉逆气上干"，治当培元固冲，佐以镇摄。

另有一种寒邪壅实者不可不知。其脉沉弦有力，类乎牢紧之脉，实则非真实脉，乃假实脉，须用附姜桂大温大热之剂，驱逐寒实之邪，这在临床上并不少见。

四、临床应用

张某，男，52岁，2016年7月3日初诊。

主症：时腹内气窜作痛且上冲、冲则胃脘疼痛两年余，恶心呕吐、嘈杂，与情绪波动有关，头昏目眩、背酸，无头痛，无恶寒，汗出正常，时咳痰，舌质红，苔薄白，脉象左关浮实而滑旺，左寸细长，右脉滑短。

析脉：左关为肝位，脉见浮实而滑旺，为肝气郁结不畅之象；左寸细长，为脉气郁滞，主气滞；右脉滑短，主痰郁气结。纵观全脉，证系肝胃不和，气火郁结。

治法：除痰理气，和胃降逆。

处方：柴胡12g，法半夏15g，代赭石18g（先煎），旋覆花6g（布包），陈皮12g，厚朴10g，黄芩3g，天麻12g，钩藤10g（后下），炙甘草3g，生姜3片。7剂，水煎服，1日1剂。

2016年7月12日二诊：服上药7剂后，胃痛减，气逆不再攻冲，脉象转为两关弦长略浊，已不见实脉。说明气积稍缓，肝胃仍有不和。上方加茯苓12g，香附6g，继服4剂。药后诸症痊愈。

按：实脉多为痰气实而正气不虚、邪正相搏、血气壅盛有余之脉，脉象充实有力。临床常见症状有腹痛、便秘、谵语发狂等。其兼脉的主病是实而旺，主腑热积滞；实而弦长，主肝气横逆；实而滑浊，主痰湿壅甚；实而兼洪，主热邪充斥三焦。

附歌诀

体状诗：浮沉皆得大而长，应指无虚愊愊强。热蕴三焦成壮火，通肠发汗始安康。

相类诗：实脉浮沉有力强，紧如弹索转无常。须知牢脉帮筋骨，实大微弦更带长。

主病诗：实脉为阳火郁成，发狂谵语吐频频。或为阳毒或伤食，大便不通或气疼。

寸实应知面热风，咽疼舌强气填胸。当关脾热中宫满，尺实腰肠痛不通。

第七节　滑脉

一、滑脉之象

往来流利，如珠走盘，即指下感到流利如珠，前人形容此脉为"利""啄""营""章""连珠""替替然""翕奄沉"。

二、滑脉构成要素与辨析

滑脉为一种单因素脉，以"往来流利"为构成条件。

各个时期对滑脉的论述有所不同。

《脉经》描述滑脉为"往来前却，流利辗转"。意思是"往来"的特征是"前却"，流利的特征是"辗转"。前是前进，却是后退，进而复却，如珠之滚动。从气血的角度讲则如气裹物、进而又退、原地辗转之势，《脉经》对滑脉所指的主要特征是：往来前却。

《素问·玉机真脏论》云："脉弱而滑是有胃气也。"这里的滑又绝不可当作《脉经》所言之滑脉。这里的"滑"是冲和之象，加上"弱"的柔和之象就是脉有胃气的表现。《素问·脉要精微论》云："切脉之涩者，阳气有余；滑者，阴气有余。"故李时珍解释说：滑为阴气有余，故脉来流利如水。脉者，血之府也，血盛则脉滑，故肾脉宜之；气盛则脉涩，故肺脉宜之。所以说"滑"乃"血"之象。

张仲景在《伤寒论》中的平脉法问曰："翕奄沉，名曰滑，何谓也？师曰：沉为纯阴，翕为正阳，阴阳和合，故令脉滑，关尺自平。"在这里对"滑"又进一步解释为"阴阳和合"之象。脉之至（翕）为阳，当有力，阳中有阴，故不失其柔。脉止（沉）也，为阴，象地，故脉柔软。然阴中有阳，故亦不失为有力。阳极生阴，阴极生阳，阴阳之转化流畅无阻，故而为"阴阳和合"之象。

目前，大家对滑脉似乎已取得共识，就是将"往来流利"作为滑脉的单因素脉的构成要素。

三、滑脉原理与临床诊断意义

1.邪阻（以痰为最常见）

滑为邪盛有余之脉。邪气阻遏、气血欲行而与邪搏击，则荡扬气血脉滑。犹如河中有石，水流经时，则与石搏击荡起波澜。

可以致滑脉的邪气很多，痰饮、水蓄、食积、血结、气壅等皆可致滑。如《伤寒论》第256条云："脉滑而数者，有宿食也，当下之。"此言宿食致滑。《金匮要略·水气病脉证并治》云："沉滑相搏，血结胞中。"此言血结致滑。李中梓医案云："刑部主政徐凌如劳心与怒并，遂汗出昏倦，语言错乱，为杜殆甚，迎余视之。脉滑而软，为气大虚而痰上涌，以补中益气汤加半夏、附子四剂而稍苏，更以六君子汤加姜汁、香附两剂而病乃却。此为痰所致的滑。"

2.热犯气分

热犯气分，因为热性急数，假如这个时候脉搏跳动加快（数脉）或并未明显加快，就会使血流得非常急，血液流得急的话就表现出异常的流畅。但这是血液流动很急，不是脉搏跳动次数很快。因为阳明经为多血多气之经，所以一旦阳明气分有热，热邪对其血分的影响就很明显，并会影响到机体的血脉，它就促使血液的流动非常流畅。

热犯气分形成的滑脉的例子在临床上和经典中并不少见。例如《伤寒论》第138条云："小结胸病，正在心下，按之则痛，脉浮滑者，小陷胸汤主之。"第350条云："伤寒脉滑而厥者，里有热，白虎汤主之。"第214条云："阳明病，谵语发潮热，脉滑而疾者，小承气汤主之。"这些都是阳明热致滑的例证。

3.正虚而滑

正虚者，脉本不当滑。气血已亏，鼓荡乏力，脉何由滑也？所以张路玉说："滑脉无无力之象，无虚寒之理。"但是当气虚衰较重，不能固而外泄时；或正虚时内火炽盛，脉亦可滑。《脉学辑要》云："然虚实有反见滑脉者，乃元气外泄之候。"《脉理求真》亦说："或以气虚不能统摄阴水，脉见滑利者有之。"此滑当按之无力。

4.平人见滑乃气血既盛

正常健康人可表现为稍滑脉象。正常人脉缓和（稍有滑象），是营卫调和、气血充盈征象。

5. 孕妇以及月经来潮之脉

孕妇脉滑，但孕妇脉不一定必滑，只是多滑脉而已。孕妇实际上是有病象、无病脉。孕脉是正常的脉、柔和从容。孕妇脉滑，是身体要血养胎的表现。

6. 肾之平脉沉而软滑

肾藏精，五脏六腑之精皆源于肾而藏之。精血同源，肾之精血充盛，脉乃滑。又肾脉沉，乃封藏之象；滑为阳，乃火浴水中，故肾脉沉而软滑为平。

四、临床应用

医案1

赵某，女，26岁，2019年6月12日初诊。

主症：反复头晕1年余，伴目眩。头昏如坐车船，视物天旋地转，甚则恶心呕吐，汗出，不欲睁目，胸闷、痰多，口苦口干，大便正常，小便略黄欠利。舌淡红，苔薄白，脉象左关滑大、右关浮滑。

析脉：滑脉之痰，独见两关，故知病位在肝脾二经。脾运不佳，伤痰聚湿，肝火夹痰上犯清窍。

治法：祛痰清热，泻肝火。

处方：黄连温胆汤加减。陈皮15g，茯苓15g，法半夏15g，枳实6g，竹茹10g，黄连3g，夏枯草15g，天麻15g，泽泻15g，白术10g，炙甘草3g。7剂，水煎服，1日1剂。

服上方3剂后头昏、口苦等好转，7剂服完，不适诸症消除，后以六君子汤加减以资巩固。

医案2

何某，男，29岁，2016年9月3日初诊。

主症：患者头昏呕吐半年，每日均发病，时轻时重，重时天旋地转，起则头眩，在重庆某医院诊为梅里埃综合征，经住院治疗多次，效果欠佳，前后用过苓桂术甘汤、小柴胡汤、二陈汤等均无明显效果。刻诊：头昏眩，晨起恶心、干呕、四肢发麻，胃胀不欲食，乏力，眠差，无口干口苦，无恶寒，二便正常，舌胖大，苔薄白，脉沉弦滑。

析脉：弦主肝、主风，滑主痰，结合病史，四诊合参辨为风痰上扰。

治法：祛风，化痰，平肝。

处方：半夏白术天麻汤合泽泻汤加减。法半夏15g，炒白术15g，天麻15g，茯苓15g，陈皮15g，泽泻18g，炙甘草6g，制天南星15g（先煎），鸡血藤24g，防风10g，葛根12g。5剂，水煎服，1日1剂。

服上方3剂后，头昏明显减轻，食欲增。上方泽泻减量为12g，再服7剂，症状未见复发，停药。

按：滑脉为有余之症的脉象，多主实证，以痰证最为多见。何某案例为痰饮证，前后用温化痰饮方剂未取得明显效果，提示非寒饮，根据症状突然发作、四肢麻木等症，可断为肝风为患。肝风之因很多，由脉弦滑可知为风痰上扰、清阳不升所致。脉象在此案例的鉴别诊断中起到了决定性作用。

附歌诀

体状相类诗：滑脉如珠替替然，往来流利却还前。莫将滑数为同类，数脉惟看至数间。

主病诗：滑脉为阳元气衰，痰生百病食生灾。上为吐逆下蓄血，女脉调时定有胎。

寸滑膈痰生呕吐，吞酸舌强或咳嗽。当关宿食肝脾热，渴痢痿淋看尺部。

第八节　涩脉

一、涩脉之象

往来艰涩不畅，如轻刀刮竹，见于浮中沉三候。脉搏（波峰与波谷）由许多微小波构成，如细小的砂粒又像细的锯齿一样。前人形容此脉为"行迟""脉不应指""滞""参伍不齐""难而且散""如雨沾沙""轻刀刮竹""病蚕食叶"。

二、涩脉构成要素与辨析

涩脉是临床很常见的一种脉象，而且一直以来涩脉就是一个很有争议的脉象，医家的体会很多，而且差别很大。

《脉经》中说的涩脉是"细而迟，往来难，短且散，或一止复来。"这就明确提出了涩脉的五个条件：细、迟、散、止、往来难。从表面上看，这五个条件都是涩脉的构成条件，要具备这五个方面才是涩脉。其实在临床中并非如此，也不符合临床实际情况。这应该是对"阴气不足，阳气有余"在脉象上的不同角度的描述。"细而迟"表明阴气不足,指下不够"充实",脉来艰难,因为血以载气,气如波澜,血不足则难以形成波澜。"往来难"是对前面的进一步说明,"短且散"是指脉之"来"向"去"转换时不够"圆滑"和流畅,不能顺利地完成阴阳消长过程。

因为滑与涩相对,张仲景在解释滑脉时说:"翕奄沉,名曰滑,何谓也?沉为纯阴,翕为正阳,阴阳和合,故令脉滑。"既然滑是阴阳和合、消长和转化流畅之象,"涩"必然与之相反。对《脉经》的理解如果从这个角度将几种要素动态连接起来看,那就是脉"来"艰难,从"来"到"去"的转化不够流畅、流利,而其原因就是阴不足。

再看《黄帝内经》《难经》中的具体应用就可以明了。《素问·调经论》说:"其脉盛大以涩。"《难经·脉论》云:"其脉大坚以涩者,胀也。"这就清楚地说明,涩是阳气有余,相对阴气不足,阴不足以济阳,所以脉从阳向阴转化不能圆滑流利,就像午时一阴初生一样。所以通过滑涩最能反映真阴之情。《难经·五十八难》云伤寒之脉,阴阳俱盛而紧涩。这里的涩表明阴气被遏郁而化火,相对营阴不足。

涩脉的本意是往来涩滞,正如王冰在《素问·脉要精微论》注解中所说:"涩者,往来不利而謇涩也。"涩脉在《脉经》中有"细、迟、往来艰、散、止"五个构成条件,后世多宗此说。如《脉诀汇辨》说:"迟细而短,三象俱足。"也就是说,涩脉必备迟、细、短三个条件,缺一不可。李时珍说:"参伍不调名曰涩。"在短、细、迟三条件上,又加上了至数不齐的"参伍不调"。又说"散止依稀应指间如雨沾沙,容易散,"在细、迟、止、短四个条件上又加上了散与虚软无力。综合起来,涩脉又由七个条件构成:细、迟、短、散、止、虚、往来艰。可是《素问·调经论》载:"其脉盛大以涩。"由句意可知此涩非指尺脉之涩,而是言脉象之涩。可见短细并非涩脉的必备条件。《灵枢·胀论》云:"其脉大坚以涩者,胀也。"《难经》第五十八难云:"伤寒之脉,阴阳俱盛而紧涩。"《脉经》所言涩脉何能与盛紧大之脉并见?可见迟、无力未必见之于涩脉。

后世医家又提出参伍不调名曰涩。参伍不调医家多解释为三五不调、中有歇止。脉之平脉多浮而短涩,如果有歇止且三五不调,脉律如此紊乱,肯定不是正常脉,怎能称为平脉?所以涩脉不当有歇止。

综上所述,涩脉当无细、迟、短、散、止、虚这些条件,仅剩下"往来艰涩"这唯一的特征了。所以涩脉是一个单因素脉象,涩脉的脉气自后向前(近心端向远心端)、自下达上艰涩不畅,要从纵横两个方面去体会涩脉的不流畅。

三、涩脉原理与临床诊断意义

1. 邪气阻滞,气机不畅

邪阻气机不畅、气血不能畅达以鼓动血脉,致脉内容物的通畅度大为下降而形成涩脉。具有阻滞作用的邪气主要为气滞、血瘀、湿、饮等。

（1）饮阻气机

如《伤寒论》第48条云:"二阳并病,太阳初得病时,发其汗,汗先出不彻,因转属阳明,续自微汗出,不恶寒……设面色缘缘正赤者,阳气怫郁在表,当解之熏之。若发汗不彻,不足言,阳气怫郁不得越,当汗不汗,其人躁烦,不知痛处,乍在腹中,乍在四肢,按之不可得,其人短气但坐,以汗出不彻故也,更发汗则愈。何以知汗出不彻?以脉涩故知也。"

此条文中涩脉之涩主饮邪郁闭气机,何以知之?现分析如下。何谓汗出不彻或发汗不彻?是指发汗不够透彻。临床中有两种情况:其一,凡属太阳伤寒表证、太阳中风表证或风寒湿三气杂合所致的太阳表证或风湿、寒湿闭表,在服用相应的解表药后,理应出现"遍身漐漐微似有汗"(见《伤寒论》第12条桂枝汤方后煎服法),病即可痊愈。若解表后仅头汗出或汗出齐腰、汗出齐胸,身体的下部无汗,汗出不彻全身,则不能完全达到发汗以驱散表邪的目的,病则难以痊愈,这是"汗出不彻"的一种情况。其二,服发汗药后,未出现持续的小汗出达两小时左右,即汗出时间不长即收者,亦属汗出不彻,疗效不佳。

此条文中因"汗出不彻",而出现"其人短气但坐",临床常见水、饮、痰等不同邪气。到底是水还是饮抑或是痰呢?张仲景并未交代清楚,但他认为这个病发透汗就会痊愈。那么他是怎么知道是发汗不彻呢?"以脉涩故知也"。由此可推出可能是饮所导致的。那为什么是饮邪呢?因为心下支饮可以出现"短气但坐"。张仲景在《金匮要略》中讲"咳逆倚息,短气不得卧,其形如肿,谓之支饮",用葶苈大枣泻肺汤治疗。因为痰证的脉象是滑,所以病因不是痰。但也不是水,因为此条文没讲面上肿、四肢肿等。

（2）湿遏气机

《伤寒论》第174条云:"伤寒八九日,风湿相搏,身体疼烦,不能自转侧，不呕不渴，脉浮虚而涩者，桂枝附子汤主之。"此处的涩脉是指因湿邪引起，而非瘀血。

（3）瘀血阻滞

瘀血引起的涩脉，因气机不畅、血行受阻，则脉涩。其常见伴随症状可有疼痛如刺痛、拒按，常在夜间加重，或出血反复不止，呈紫暗色，血中夹血块；或大便色黑如柏油状；或面色黧黑，肌肤甲错，唇甲青紫，皮下瘀斑，或腹壁青筋怒张；或舌紫暗，或有瘀点瘀斑、舌下络脉曲张。

2.阴枯血虚

血少阴枯，则血管中血行自然不流畅而艰涩难行。

例如《金匮要略》云："血痹病从何得之？师曰：夫尊荣人，骨弱肌肤盛，重因疲劳汗出，卧不时动摇，加被微风遂得之，但以脉自微涩在寸口，关上小紧，宜针引阳气，令脉和紧去则愈。"又说："问曰：寸口脉浮微而涩，然亡血若汗出，设不汗者云何？答曰：若身有疮，被刀斧所伤，亡血故也。"此处脉涩当指血少。

再如《伤寒论》第212条云："伤寒若吐、若下后，不解，不大便五六日，上至十余日，日晡所发潮热，不恶寒，独语如见鬼状。若剧者，发则不识人，循衣摸床，惕而不安，微喘直视，脉弦者生，涩者死。微者，但发热谵语者，大承气汤主之。若一服利，则止后服。""直视"是指阳明燥热，下伤肝肾之阴，目睛失养、目系紧急的表现。弦脉证明真阴还未耗尽，此时若现涩脉，提示真阴已经耗尽，故预后不良，是死证。

四、临床应用

医案1

蒋某，女，32岁，2019年6月12日初诊。

主症：月经先期而至8个月有余，月经提前7~10天左右，经期淋沥不断，色淡，有少量血块，少腹胀痛，腰酸，下肢浮肿，纳差，眠差，头晕乏力，二便可，舌淡，苔薄白，脉象细涩迟。

析脉：细主阴伤，涩主血虚，迟主虚寒不足证。脉证合参，辨为脾肾两虚，阴血不足，冲任不固。

治法：补肾固冲，养血健脾。

方药：归脾汤加减。红参12g，炒白术12g，炙黄芪24g，当归10g，茯神

12g，酸枣仁15g，木香3g，山茱萸12g，制附片10g（先煎1.5小时），阿胶10g（烊化），淫羊藿15g，茯苓皮12g，炙甘草6g，大枣15g，生姜3片。7剂，水煎服，1日1剂。

2019年6月20日二诊：服上方7剂后月经已干净，乏力、睡眠、浮肿、腰酸等均好转。后以归脾汤合附子理中汤加减治疗3月余，月经正常，余症亦明显好转。

医案2

刘某，女，26岁，2016年5月14日初诊。

主症：左少腹疼痛3月余。3年前正值孕期，因不慎摔倒致流产。此后月经一直后期而行，每40天左右1次，量多，色紫黑有块，伴腹痛。刻诊：左少腹痛，按之痛甚，有包块扪及，腰痛，眠可，饮食可，小便欠利，大便正常，经某医院检查确诊为左附件炎，用抗生素及中成药治疗近两个月，效不佳。舌紫暗，苔薄白腻，脉象六脉弦涩。

析脉：弦主寒主痛，涩为血瘀，弦涩并见，为血瘀所致腹痛。

治法：活血祛瘀，止痛调经。

处方：少腹逐瘀汤加减。小茴香10g，玄胡12g，没药6g，川芎6g，当归12g，官桂10g，赤芍15g，蒲黄15g（包煎），炮姜10g，青皮6g，苍术10g。7剂，水煎服，1日1剂。

2016年6月21日二诊：服上方后腹痛减，脉已转为虚脉，舌淡红，苔薄腻，由实转虚，以调经养血为主。十四味建中汤加减。

处方：当归10g，麦冬10g，制附片12g（先煎1.5小时），法半夏15g，肉苁蓉10g，川芎6g，熟地黄15g，白芍12g，党参15g，炙黄芪18g，茯苓10g，炒白术10g，肉桂6g，炙甘草6g，大枣15g，生姜15g。7剂，水煎服，1日1剂。

上方加减治疗两个月后，B超复查，炎性包块消失，月经恢复正常，余无不适。

按：以上两例，一为月经后期，一为月经先期，同见涩脉。案1脉象细涩而迟，知为阴血亏虚、冲任不固所致的虚证，用养血补肾固冲之品而愈。案2脉象弦涩有力，故知为血瘀所致，属于实证，药用活血化瘀而愈。由此可见，涩脉的有力无力是辨别血瘀和血虚的关键，诊脉时必须仔细辨识。

附歌诀

体状诗：细迟短涩往来难，散止依稀应指间。如雨沾沙容易散，病蚕食叶慢而艰。

相类诗：参伍不调名曰涩，轻刀刮竹短而难。微似秒芒微软甚，浮沉不别有无间。

主病诗：涩缘血少或伤精，反胃亡阳汗雨淋。寒湿入营为血痹，女人非孕即无经。

寸涩心虚痛对胸，胃虚胁胀察关中。尺为精血俱伤候，肠结溲淋或下红。

第九节　长脉

一、长脉之象

长脉脉体较长，溢出三指之外，不仅寸部与尺部满指，在寸之前或尺之后依然有脉搏的跳动。前人形容此脉为"如循长竿"。若仅向上超越寸部至鱼际名曰溢，向下超越尺部名曰覆。关脉位居寸尺之间，上则为寸，下则为尺，无所谓关长于本位，所以只有寸尺脉长。

二、长脉构成要素与辨析

长脉是单因素脉象，以脉体"长"为构成条件，除此之外不含其他因素。其指感特征是寸、尺两部超过本位。上过于寸，下过于尺，不大不小，不疾不徐，直上直下，名之曰长。

三、长脉原理与临床诊断意义

1.常脉

《黄帝内经》云："长则气治。"脉来悠扬而长，乃气血昌盛之象。强壮高大之人脉可长。

春脉可长，以春为阳气升发之时，气张而脉长。平脉之长当迢迢自若，如揭长竿之末梢，悠扬而长。《诊家正眼》云："长而和缓，即含春生之气，而为健旺之征。"

2.阳热亢盛

阳热盛则激荡气血，搏击于脉而脉长。

阳热的形成可因六气化火、五志化火，以及气血痰食蕴久化热。但由于病因不同，其症有别，临床当分辨。

根据长脉的方向，可以把长脉分为两类。

第一种为向寸脉方向延长的长脉，古人命名为溢。

这种长脉多为肝阳上亢或肝胆之火上炎。因为肝经走头目，火性炎上，所以肝阳或肝胆之火循肝胆经上冲于头面，此时上焦之热显现于寸部脉管上一指，甚则伸至鱼际，如山西名医刘绍武取之名为"上鱼际脉"，并特别指出此脉的患者通常有以下六症：焦虑不安、烦躁失眠、性格特别暴躁、头面有发热感或者有口苦、口干等肝胆之阳火的症状。通常采用的治疗方法为清肝胆之热而安神，用柴胡加龙骨牡蛎汤加减治疗，疗效甚佳。

第二种为向尺脉方向延长的长脉，古人命名为覆。

此脉象多以右脉见弦而长，即超出尺部向后延续数寸，以脉跳弦紧有力为特征，多为腹满寒疝所致。此脉象对消化系统疾病的诊断有重要意义，可根据长弦的程度不同判断病变的程度。

四、临床应用

曹某，女，48岁，2018年7月12日初诊。

主症：头昏、胸闷、心烦10年余。近3年来经常阵阵汗出，每天数次。前医用西药治疗无效，后又用止汗固表中药60剂左右，仍无寸效。细问其汗出之前先感烦热，热气从腹部上冲至头部即全身猝然汗出，舌淡红，苔薄黄，脉滑双寸弦长过鱼际。

析脉：双寸长脉上鱼际者多主肝胆之热上冲，弦滑者主痰热也。脉证合参，辨为肝胆郁热，夹痰上冲。

治法：平肝泻火，降逆化痰。

处方：柴胡加龙骨牡蛎汤加减。柴胡12g，黄芩10g，党参10g，大枣10g，法半夏15g，代赭石24g（先煎），桂枝10g，茯苓15g，龙骨20g（先煎），牡蛎20g（先煎），生姜3片，酒大黄3g，郁金10g，藿香15g（后下）。7剂，水煎服，1日1剂。

2018年7月23日二诊：服上药7剂后，汗出、胸闷、心烦皆减，热气上冲已无，双鱼际脉消失，双寸脉仍略长，其余脉弦滑，予小柴胡合二陈汤加减。柴胡12g，黄芩6g，党参18g，法半夏15g，茯苓15g，陈皮12g，大枣12g，钩藤12g（后下），炙甘草6g，生姜3片。7剂，水煎服，1日1剂。

2018年8月2日三诊：服上方后，各症消除，后以柴芍六君子汤加减治疗两周以善后。

附歌诀

体状相类诗：过于本位脉名长，弦则非然但满张，弦脉与长争较远，良工尺度自能量。

主病诗：长脉迢迢大小匀，反常为病似牵绳。若非阳毒癫痫病，即是阳明热势深。

第十节 短脉

一、短脉之象

短脉指下寻之不足本位，脉形不如正常脉长，脉动常见于关部，两头短缩，或寸脉的前半部无脉动，或尺脉的后半部无脉动，或兼而有之。前人形容此脉为"柳""卑""不及指""入尺为复""首尾俱俯""两头缩缩"。

二、短脉构成要素与辨析

短脉是单因素脉，脉动不满寸、尺。短可以是寸脉沉缩、尺部正常，也可以是尺部沉缩而寸脉正常。另外还有轻取脉体寸和/或尺短缩，而沉取脉体满及寸关尺；亦有轻取脉体及于三部，重取而见某部脉体不及本部者。

三、短脉原理与临床诊断意义

《素问·脉要精微论》云："短则气病。"气病包括气虚、气郁两类。

1.气阴亏损

气虚者无力鼓荡血脉，阴虚者无以充盈血脉，而致脉短。其短乃阴虚所致，故必短而无力。如《伤寒论》第211条云："发汗多，若重发汗者，亡其阳，谵语，脉短者死，脉自和者不死。"此即阴亏而短。短脉可因单纯气虚或单纯阴不足或气阴皆虚所致。

2.气郁

导致气郁的原因，可因七情所伤，亦可因痰饮、食积、气郁血瘀等邪气壅遏，阻滞气机而致，脉象可见短脉。如杨仁斋云："短脉，无力为气虚，有力为气壅，阳气伏郁不伸之象。"故因邪实气郁所致的短脉必短而有力，兼有不宁静之感。

四、临床应用

古代名家医案1

李寅斋先生，患血淋两年不愈，每发十余日，小水艰涩难出，窍痛不可言，将发必先面热牙疼，后则血淋。前数日饮汤水欲温和，再二日欲热，又二日非冷如冰者不可，燥渴之甚，令速汲井水连饮两三碗，犹以为未足。未发时，大便燥结，四五日一行，发则泻而不实。脉左寸短弱，关弦大，右寸下半指与关皆滑大，两尺俱洪大。据此中焦有痰，肝经有瘀血也。向服滋阴降火及淡渗利窍之剂，皆无效，且年六十有三，病已久，血去多，何可不兼补，治当去瘀生新，提清降浊，用四物汤加牛膝补新血，滑石、桃仁消其瘀血，枳实、贝母以化痰，山栀仁以降火，柴胡升提清气，二十贴而诸症渐减。再以滑石、黄柏、知母各一两，琥珀、小茴香、桂心各一钱半，玄明粉三钱，海金沙、没药各五钱，茅根汁熬膏为丸，每服一钱，空心及晚，茅根汤送下而愈（明·孙一奎《孙文恒医案·卷五》）。

按：本案左寸短弱并不为虚，而是因下焦实热阻滞气机，使元气不得通于上所致。两尺洪大说明下焦为实，关弦大说明肝经有邪阻滞气血不畅，右寸下半指与关皆滑大说明中焦痰热阻隔。临床症状虽然极其复杂，但从脉象上可以判断本病以实为主，病位关键在于中焦肝脾不通。以脉解症，从面热、小便涩痛、血淋等症可知，面热为胃中痰热上冲，肝经瘀热搏结，所谓下焦有血，即是指肝经有瘀血，因小便不仅属于下焦肾与膀胱，还与肝经有关。在治疗上，采用清热化痰、活血通淋之法，四物汤加牛膝活血化瘀，疏通肝经；滑石、桃仁破瘀通淋，枳实、贝母化痰，栀子降火利清，柴胡升提清气。此处柴胡之用还有疏肝理气之功，清气不升多考虑脾，以风药之升散和升提之效来升脾之清气，但脾之升清也有赖于肝气的升发，故用柴胡疏肝理气。土中之木得以疏散，脾之清气才得以上升，如此则寒热不调之症可除，脉寸弱也可平复。

古代名家医案2

诰封吴太夫人者,车驾涌澜公母也。年余六十,久患白带,历治不效,变为白崩,逆予治之。诊得右寸滑,左寸短弱,两关濡,两尺皆软弱。予曰:据脉,心肾俱不足,而中焦不湿。《脉经》云:崩中日久为白带,漏下多时骨木枯。今白物下多,气血日败,法当燥脾,兼补心肾。以既济丹补其心肾,以断下丸燥中宫之湿,则万全矣。服果不终剂而愈(明·孙一奎《孙文恒医案·卷一》)。

按:白带量多为气血虚损所致,特别与脾虚生湿有关,故两关脉濡。两尺皆弱为肾虚,参考临床症状,可知为肾阳气虚。左寸短弱,则表明肺心之气弱,此与脾虚湿浊不能升清有关。故重点在于补脾肾之阳气,化湿浊以升清气。方中山药、茯苓健脾气利水湿,菖蒲、远志化中焦湿浊,鹿角霜、益智仁温补肾阳,龙骨、白石脂、蚕砂、黄荆子、海螵蛸、樗根白皮均为收湿止带之品。

医案1的短脉主实,虽然左寸短弱,但并不为虚,而是下焦实热壅阻气机,使元气不能达于上所致。医案2见左寸短弱、两尺皆软弱,是不足之虚证。同为左寸短弱,但一主实一主虚,为何?一定要注意在分析脉时,局部分析应从属于整体分析,否则就会有所谓的"脉证真假"现象发生。一般而言,凡见到短而无力的脉象,多为气虚、阴亏、气阴不足所致。若痰食积滞、气滞血瘀所致短脉,脉来多短而有力,有不宁静感,此不可不知。

附歌诀

体状相类诗:两头缩缩名为短,涩短迟迟细且难。短涩而浮秋喜见,三春为贼有邪干。

主病诗:短脉惟于尺寸寻,短而滑数酒伤神。浮为血涩沉为痞,寸主头疼尺腹疼。

第十一节　洪脉

一、洪脉之象

洪脉大而有力,如波涛汹涌,来盛去衰。前人形容此脉为"涌""高"

"愊愊坚强"。

二、洪脉构成要素与辨析

洪脉是多因素脉象，构成条件为：①浮。②脉体大。③有力。

洪脉之象首见于《黄帝内经》，如《素问·平人气象论》云："太阳脉至，洪大而长。"在这里，洪脉应该是对大脉的进一步描述，可理解为"极大"。到《脉经》则把洪脉当作一个特定的脉象，并规定为"极大在指下"。《脉经》对洪脉的描述基本上遵循《黄帝内经》本意，但后人逐渐把钩的含义赋予其中，李时珍在《濒湖脉学》中说："脉来洪盛去还衰，满指滔滔应夏时"，现代人多遵循李时珍的描述来认识洪脉。

另外，对洪脉还有一些其他不同的论述。《洄溪脉学》云洪脉"既大且数也"。《崔氏脉诀》则说洪脉"大而力健"，不管是否来盛去衰。《沈氏复生书》云"浮而有力为洪"，没有说是否脉极大，是否来盛去衰，只要"浮而有力"就是洪脉。

三、洪脉原理与临床诊断意义

1.正常脉

夏季与心脉相应，心脉的本脉为略洪。夏季阳气旺盛、气血涌盛于外，鼓荡充盈于血脉致脉洪。《素问·玉机真脏论》云："夏脉者心也，南方火也，万物之所以盛长也，故其气来盛去衰，故说钩。"正常脉之洪是指微微有些脉体宽大，稍有力。

2.热盛

洪脉的形成机理，最常见的是热盛。外邪入里化热，或痰、食积、瘀血、湿蕴而化热。热盛蒸迫气血，脉流迫击，鼓荡血脉，血脉极度充盈而脉体宽大有力，然血容量稍显不足，而致脉洪。

《伤寒论》第26条云："服桂枝汤，大汗出后，大烦渴不解，脉洪大者，白虎加人参汤主之。"《金匮要略·疮痈肠痈浸淫病脉证并治》云："脉洪数者，脓已成，不可下也，大黄牡丹汤主之。"

2.气虚

饮食劳倦伤脾，脾胃气弱，正气不足，阴火炽盛，激荡气血而脉洪。《脾胃论》卷中云："脾证始得之，则气高而喘，身热而烦，其脉洪大而头痛。"

此洪脉乃因虚所致，所以当沉取无力，治以甘温除热法。

3.阴虚

阴虚不能内守，阳气浮于外而脉洪。或阴竭于下，阳越上，阴虚阳浮者，舌当光绛无苔。

4.虫扰

蛔虫扰动气血，气血逆亢，脉亦可洪。如《金匮要略·跌蹶手指臂肿转筋阴狐疝蛔虫病脉证治》云："腹痛有虫。"又云："其脉当沉，若弦，反洪大，故有蛔虫。"

四、临床应用

医案

陈某，女，52岁，2018年4月6日初诊。

主症：左侧头痛、灼热4月余，局部扪之不红不肿，头颅CT检查未见颅内异常，经中西医治疗效不佳，仍感左侧头灼痛，眠差，纳可，心烦，头汗出，大便干、两三日1次，小便黄，小便利，舌红，苔黄厚略燥，脉浮、洪，左寸关更甚，右关略弦。

析脉：洪脉主热盛，该患者脉洪，左寸关更甚，右关略弦，说明热在心肝二经，兼阳明热盛。

处方：大柴胡汤加减。柴胡18g，大黄10g，枳实10g，黄芩12g，法半夏15g，白芍15g，石膏40g，厚朴12g，生姜3片。3剂，水煎服，1日1剂。

服上方3剂后，左侧头灼痛大减，大便略干。大黄减为6g，再服3剂，诸症愈。

按：洪脉在临证中多主热盛，但也见于气虚、阴虚。热盛的洪脉当沉取有力，虚证的洪脉多沉取无力。

附歌诀

体状诗：脉来洪盛去还衰，满指滔滔应夏时。若在春秋冬月分，升阳散火莫狐疑。

相类诗：洪脉来时拍拍然，去衰来盛似波澜。欲知实脉参差处，举按弦长幅幅坚。

主病诗：脉洪阳盛血应虚，相火炎炎热病居。胀满胃翻须早治，阴虚泄痢可愁如。

寸洪心火上焦炎，肺脉洪时金不堪。肝火胃虚关内察，肾虚阴火尺中看。

第十二节　微脉

一、微脉之象

微脉极细而软，或欲绝，若有若无，轻按不见，重按如欲绝。前人形容此脉为"瞥瞥如羹上肥"。

二、微脉构成要素与辨析

微脉是具有多因素的脉象，包括四方面的构成条件：①脉体极细。②脉形软。③脉力极小。④见于浮中沉三候。

微脉与散脉相似，散则只在浮位，微则浮中沉三候依稀可见，以此为鉴别。

古算术书以十微为一忽，十忽为一丝，十丝为一毫，十毫为一厘。厘之小，今多以作计算单位，微是厘的万分之一，其渺小难见可知，用以形容脉象至此，血气衰竭已达极点，确实缺乏物质基础，故久病得此脉，诚难换回是有唯物根据的。

另外，《黄帝内经》中有很多地方使用"微"来描述脉象，但绝不可认为是《脉经》以后所言的"微脉"。如《素问·平人气象论》云："春胃微弦曰平，长夏微软弱曰平……"《伤寒论》中有时"微"也不可当作"微脉"。例如第23条云："太阳病得之八九日，如疟状，发热恶寒，热多寒少，其人不呕，清便欲自可，一日二三度发，脉微缓者，为欲愈也。"此条所论微缓，不可认为是微脉与缓脉相兼，因为缓脉是有胃气的表现，脉微缓是脉中有脉气未复的征象，为"欲愈"表现。还有很多以"微"作为副词修饰作用的也不能作为微脉脉象。

三、微脉原理与临床诊断意义

脉搏的搏动依靠阴血的充盈、阳气的鼓动。气血皆衰、脉失血之充盈而细，脉失气之鼓荡而无力。血虚不能内守，气虚不能固于其位而外越，故脉浮，从而形成浮细无力、按之欲绝的微脉。如《脉学阐微》云："微为气不足、阳气衰微之象。"

1.阳气衰微

阳气虚衰，无力鼓荡血脉，脉亦可微。症见怯寒、肢厥、极度疲乏、嗜卧、吐利、胀满等，《伤寒论》少阴篇多见之。如《伤寒论》第281条云："少阴之为病，脉微细，但欲寐也。"第286条云："少阴病，脉微，不可发汗，亡阳故也。"

2.气血衰弱

气血弱则无力充盈鼓荡血脉而脉微。如《金匮要略·水气病脉证并治》云："微则无胃气。"《金匮要略·呕吐哕下利病脉证治》云："微则无气。"

3.气随血脱，元气暴脱，气阴亡脱

如《伤寒论》第160条云："伤寒吐下后发汗，虚烦，脉甚微，八九日，心下痞硬，胁下痛，气上冲咽喉，眩冒。经脉动惕者，久而成痿。"本来病人得了伤寒病当用汗法，因此吐下之法均为误治。吐下之后再行发汗，误上加误，势必损伤正气，经过几番折腾，人体的气、阴、津所剩无几，以致皮肉筋骨脉失其濡养而成痿。

四、临床应用

医案

郭某，女，27岁，2015年6月20日初诊。

主症：产后1月余，乳汁极少，纳差，全身汗出，双上肢冷痛，眠差，大小便可，舌正常，脉象微细浮。

析脉：微为气虚，细乃气血亏，浮为外风，综合判断，证系产后气血不足、风寒阻络。

治法：益气养血通络。

处方：黄芪24g，陈皮6g，红参10g，通草3g，王不留行6g，黑芝麻12g（自备），炒白术10g，桑葚10g，防风3g。5剂，水煎服，1日1剂。

2015年6月27日二诊：服上药后乳汁增多，饮食好转，汗出减少，舌淡红，苔薄白，脉象由微细浮脉转为沉弱，较前略有力，证明气血渐充。治以调补气血，温补阳气。

处方：制附片15g（先煎1.5小时），干姜10g，炒白术12g，桂枝10g，红参10g，炙甘草10g，黄芪18g，当归10g。7剂，水煎服，1日1剂。

2015年7月6日三诊：上肢冷痛明显好转，已无乏力之象。上方去桂枝，再服7剂以巩固疗效。

按：凡是见到微脉的证候，总是主诸虚，正如张景岳云，微脉"当概以虚治"，诚有见地。临床上凡是虚损劳怯、失精自汗、妇人长期经量过多、脱泻肢厥等常见脉微。

附歌诀

体状相类诗：微脉轻微瞥瞥乎，按之欲绝有如无。微为阳弱细阴弱。细比于微略较粗。

主病诗：气血微兮脉亦微，恶寒发热汗淋漓。男为劳极诸虚候，女作崩中带下医。

寸微气促或心悸，关脉微时胀满形。尺部见之精血弱，恶寒消瘅痛呻吟。

第十三节　紧脉

一、紧脉之象

紧脉的主要特征是左右弹指、不拘于指下一定部位，不似其他脉象，鼓指始终在一定的部位。紧脉与弦脉相比，两者在指下感觉比较难分，弦脉主要是脉管纵向的紧绷，紧脉则主要以横向绷急感为主。前人形容此脉为"转索""切绳""纫箄线""如切紧绳"。

二、紧脉构成要素与辨析

紧脉为单因素脉，以脉管的横向绷急感为主要构成要素。

《黄帝内经》中多处提到了"紧"，但没有记录紧脉的脉形规范。《灵枢·禁服论》说："紧为痛痹"。《素问·示从容论》云："切脉浮大而紧。"《素问·平人气象论》云："盛而紧曰胀。"《灵枢·五色》云："切其脉口，滑小紧以沉者，病益甚。"这些论述中，"紧"应理解为对脉体的紧张度而言。

《伤寒杂病论》对紧脉非常重视，指出紧脉是"外感伤寒表实证的纲领性脉象"。《伤寒杂病论》中紧脉不仅多见，而且很重要。脉"浮紧"是一个非常重要的辨证依据，对伤寒表实证具有很重要的诊断意义。例如《伤寒论》第3条云："太阳病，或已发热，或未发热，必恶寒，体痛，呕逆，脉阴阳俱紧者，名曰伤寒。"《伤寒论》和《金匮要略》都有紧脉的记录并且论述了紧脉的脉形。如《伤寒论·辨脉法》云："紧脉者，如转索无常也。"《金匮要略》云："紧脉转索无常者，有宿食也。"

三、紧脉原理与临床诊断意义

紧脉为拘急敛束之象，即脉气郁束，紧为弦之甚。脉的调和畅达、搏动正常，主要取决于气血的调和畅达。当气血被寒邪所束或邪阻，不能畅达调和，则脉失阳气的温煦鼓荡以及阴血充盈濡养，则拘急敛束，而呈现紧象或弦象。

1.紧脉主寒

紧为诸寒收引之象。寒性凝泣收引，脉急而紧，左右弹指。紧脉主要是寒闭气机所致，包括表寒闭遏卫阳，寒邪内闭阳气，寒邪凝结气机。

如《伤寒论》第3条云："太阳病，或已发热，或未发热，必恶寒，体痛，呕逆，脉阴阳俱紧者，名为伤寒。"此条文之紧脉为寒邪闭遏卫阳所致。再如《伤寒论》第287条云："少阴病，脉紧，至七八日，自下利，脉暴微，手足反温，脉紧反去者，为欲解也，虽烦下利，必自愈。"此条紧脉是因为寒邪太盛直中少阴所致。

2.邪气阻滞气机

临床上，除了寒邪可以阻滞气机外，还有痰浊、水饮、热结、结石、肿瘤等一些其他病邪，这在临床上非常多见。例如《伤寒论》135条云："伤寒六七日，结胸热实，脉沉而紧，心下痛，按之石硬者，大陷胸汤主之。"此紧脉为热邪与水饮互结，阻滞气机所致，甚至气机不通。再如《伤寒论》第355条云："病人手足厥冷，脉乍紧者，邪结在胸中，心下满而烦，饥不能食者，病在胸中，当须吐之，宜瓜蒂散。"此为痰阻胸阳或食阻胸阳而出现紧脉。《金匮要略·痰饮咳嗽病脉证并治》云："膈间有支饮，其人喘满，心下痞坚，面色黧黑，其脉沉紧……木防己汤主之。"此紧脉是饮邪阻滞气机所致。《金匮要略·腹满寒疝宿食病脉证治》云："脉紧如转索无常者，宿食也。"此为宿食阻滞气机所致紧脉的例证。

四、临床应用

医案1

蔡某，男，26岁，2017年6月13日初诊。

主症：右侧上下牙痛，阵发性加剧6月余。6月前患者右侧上下牙痛、灼热，牙科医生以治疗牙痛的药治疗无效，后又在重庆某医科大学神经内科医生诊治，诊断为三叉神经痛。开始以卡马西平等西药治疗能短暂止痛，半个月后，效果日渐减低。后在某中医院以滋阴清热、清泻胃火等中药治疗两个月，效果仍不明显。除上下牙痛阵发性加剧6个月外，无其他不适，二便可，纳可，疼痛影响睡眠，舌淡，苔薄白，脉浮紧。

析脉：浮紧脉为风寒外犯。

治法：疏风散寒止痛。

处方：川芎茶调散加减。川芎9g，荆芥10g，防风10g，细辛6g，白芷15g，薄荷6g（后下），炙甘草6g，羌活10g，制白附子10g（先煎1小时），钩藤12g（后下），僵蚕10g。3剂，水煎服，1日1剂。

服药3剂后，疼痛灼热大减。继服3剂，疼痛消失而愈。半年后随访，未见复发。

医案2

陈某，女，38岁，2018年9月2日初诊。

主症：反复黄带、阴痒6年余。6年前夏天因吃大量冰西瓜后，出现小腹胀痛，白带量陡然增多，阴痒，后在某医院妇产科就诊，诊为霉菌性阴道炎，用西药治疗后好转，但1个月后，白带由白色转为黄色，外阴瘙痒，用西药后又好转，此后经常复发，在一中医诊所用清热除湿止带药治疗3月余，效不佳。诊见黄带、量中，阴痒，无口干口苦，小便利、色淡黄，大便正常，纳可，舌淡胖痕印，苔薄黄腻，以中后部为主。六脉浮沉皆紧，略浊，沉取力可。

析脉：紧脉主寒，浊脉主湿甚，浮沉皆得，为表里皆寒邪闭阻气机，寒动其水，气化失常，水湿下注导致黄带、阴痒。

治法：解表，除寒湿。

处方：桂枝20g，苍术15g，茯神15g，陈皮15g，小茴香12g，蛇床子15g，石菖蒲12g，法半夏15g，山楂12g，生姜30g。3剂，水煎服，1日1剂。

2018年9月6日二诊：阴痒稍减，白带仍黄，脉沉紧浊。

处方：制附片36g（先煎1.5小时），桂枝15g，炒白术15g，茯神15g，砂仁10g，淫羊藿20g，蛇床子15g，生姜30g。7剂，水煎服，1日1剂。

2018年9月15日三诊：黄带明显减少，外阴已不痒，舌略胖，苔薄白，脉沉略紧，再以温阳除湿为法，固护脾肾，以期减少复发。

处方：制附片36g（先煎1.5小时），炒白术20g，茯苓30g，桂枝15g，补骨脂20g，生姜30g。7剂，水煎服，1日1剂。

半年后，患者因小孩长期患鼻炎前来诊治，诉霉菌性阴道炎半年来一直未再复发。

按：以上两例从表象上看皆有"热"象，也皆服过清热中药无效，并都服用过西药，疗效也欠佳。两者皆现紧脉，第1例仅浮紧，第2例浮沉皆紧，都是用辛温除寒之品取得了很好的效果。

紧脉多主寒证为绝大多数医家公认。临床上凡是因受寒而致的多种疼痛，常常出现紧脉或者弦脉。紧脉是诊断判别疾病属寒属热非常重要的脉象之一。

附歌诀

体状诗：举如转索切如绳，脉象因之得紧名。总是寒邪来作寇，内为腹痛外身疼。

相类诗：见弦、实。

主病诗：紧为诸痛主于寒，喘咳风痫吐冷痰。浮紧表寒须发越，紧沉温散自然安。

寸紧人迎气口分，当关心腹痛沉沉。尺中有紧为阴冷，定是奔豚与疝疼。

第十四节　缓脉

一、缓脉之象

一息四至，来去缓怠，不疾不徐。前人形容此脉为"柳梢袅袅""从容和缓""悠悠扬扬""怠怠欣欣"。

二、缓脉构成要素与辨析

《脉经》以后的书籍，对于缓脉的界定不完全一致，有的将脉搏缓慢界定为"缓脉"，有的将脉体"张力"或"弹性"低下作为"缓脉"，还有的认为缓脉是"一息四至、不浮不沉、不大不小"等多方面条件构成的，把缓脉当作平人的脉象。

缓脉之名最早见于《灵枢·邪气脏腑病形论》。云："调其脉之缓急、小大、滑涩，而病变定矣。"可以看出，"缓"脉是与"急"脉相对而言的。另外，如大脉与小脉、涩脉与滑脉都是相互对应的脉名，在性质上相反。

再如《伤寒杂病论》以缓脉作为太阳中风表虚的纲领脉，以紧脉为太阳伤寒表实证的纲领脉，其缓脉与紧脉相对应。但是《伤寒论》中的缓脉，应是一种复合脉，即脉势"软"和脉率"缓"的复合脉，而且以脉势柔软纵缓为主要特征。

缓脉应当作单因素脉去应用，并将缓脉作为"脉率异常类脉象"来看待，这样更适合临床应用。脉搏持续在60~69次/分的脉象，称为缓脉。

三、缓脉原理与临床诊断意义

1.正常人

正气充足，气血畅达调和，脉即和缓，此为有胃气、有神的表现，属于常脉。在实际中，有些素体比较好的正常人、运动员等，常年脉来从容和缓，此为正常脉。《素问·平人气象论》说："平脾脉来，和柔相离，如鸡践地，曰脾平，长夏以胃气为本。"

2.缓脉的病因病机基本同迟脉

一般来说，产生缓脉的原因有痰、湿、寒、饮、食滞、瘀等，其病因病机均同于迟脉，只是程度较迟脉为轻而已。但是缓脉与迟脉也存在差异，导致缓脉的病因以湿邪为主，临床中缓脉多数为湿邪阻滞气机所致。

3.脾虚湿甚

湿盛者脉缓且软，脾虚者脉缓而无力，因脾虚生化不足，气血皆虚，其行徐缓，鼓搏无力，故脉缓。

四、临床应用

李某，女，32岁，2017年5月9日初诊。

主症：产后1月余，乏力，乳汁少，双下肢浮肿，纳差，头闷，便溏，小便欠利，眠可，汗略多，偏上半身，恶寒，舌淡红，苔白腻，脉象右缓无力，左缓细涩。

析脉：脉缓无力，为脾虚湿困，健运失常；左脉细涩，主产后血虚，故辨为脾虚湿盛血虚证。

治法：健脾利湿，消肿养血。

处方：当归芍药散加减。当归10g，炒白芍15g，川芎6g，炒白术12g，茯苓15g，泽泻10g，冬瓜仁15g，佩兰10g，藿香15g（后下）。7剂，1日1剂，水煎服。

2017年5月17日二诊：服上方7剂后，小便量增多，双下肢肿好转，纳增，乏力好转，乳汁不多。脉象右浮滑，左细无力。此湿邪已去，脾虚肝血不足。治以养脾调肝，补血通乳。

处方：炙黄芪24g，炒白术10g，太子参18g，通草3g，当归10g，炒白芍12g，枸杞子10g，麦冬10g，茯苓10g。7剂，水煎服，1日1剂。

服上方后，乳汁较前增多。

按：缓脉临证，首先应分清有病之缓与无病之缓。《诊宗·三昧》说："和缓有神，为脾气之充。"《三指禅》亦说："四时之脉，和缓为宗。"这就说明正常人脉来从容和缓，为胃之本脉，称为平脉。在四时各种病脉中，只要脉来和缓，皆为有胃气之象，尚为易治。但病脉之缓，多缓亦怠慢，或缓而无力，多主湿证，或主气阴不足，故有"湿脉自缓"的说法。

附歌诀

体状诗：缓脉阿阿四至通，柳梢袅袅飐轻风。欲从脉里求神气，只在从容和缓中。

相类诗：见迟脉。

主病诗：缓脉营衰卫有余，或风或湿或脾虚。上为项强下痿痹，分别浮沉大小区。

寸缓风邪项背拘，关为风眩胃家虚。肾门濡泄或风秘，或是蹒跚足力迂。

第十五节　芤脉

一、芤脉之象

芤脉浮大、按之中空而两边略弹指，如按葱管。前人以"芤草"形容之，此草与葱相似，故取之以定脉名。

二、芤脉构成要素与辨析

芤脉在《黄帝内经》中没有记载，首见于《伤寒杂病论》，但未明确说明。到了王叔和的《脉经》里才见到明确描述："浮大而芤，按之中空，两边实。"后世医家多宗此说。芤脉的构成要素为：①脉位浮。②脉体大。③中空边实。

王叔和对芤脉进行了规范，但是在"浮大而芤，按之中空，两边实"这句话上出现了一些比较大的争议。所谓"边实"，是指脉的上下两边，还是指左右两边，众说不一。《脉理求真》说："芤则如指著葱，浮取得上边之葱皮，却显得弦、大，中取减小空中，按之又著下面之葱皮而有根据。"这是明确无误地指上下两边。《脉诀》则说"两头有，中间无"。李时珍讥之云：《脉诀》言'两头有，中间无'，是脉断截矣。"近代医家李士懋在《脉学心悟》中说："脉之上边，易于触知；脉之中间，搏指已然无力，有中空之感；再按之至沉，只能更加无力或无，何以沉取反能强实搏指，这是不可能的。再者，脉的下边贴近筋骨，按之较硬，根本无法在沉按较硬的感觉中分出哪个是脉的底边、哪个是筋骨。试以葱管置于桌子上，轻按触知葱管上部；重按至桌，板硬之感上，难以分出葱管底部及桌面。两边，应指脉的左右两边。边实中空，是指中取的感觉，此时上部之脉管已经按下，搏指之力顿减，现中空之感，而左右两边之脉壁抗指之力尚存，因而呈边实中空。"证之临床，芤脉的"边实中空"以中取即两边略弹指而中空。

三、芤脉原理与临床诊断意义

1.脱血及失精

芤脉以脱血为多见，多由各种大出血造成。大量出血见两种情况，一是急性大出血；二是慢性小量出血，时间很久，这两种情况基本都上可引起芤脉的出现。脱血，形成气多血少，气无所依，只好并于血管壁中，但血管中血很少，轻按之如葱管象。在临床中，大出血的患者在刚刚出血之后，其脉象多见虚大，细数虚弱，或芤或革。由于出血有急慢之分，出血量也有多少的差别，加之出血还与患者本身原有的体质有关，因而可以出现多种脉象。

《伤寒论》第246条云"脉浮而芤，浮为阳，芤为阴，浮芤相搏，胃气生热，其阳则绝"，精辟地阐明了芤脉的脉理。"芤为阴"是指芤脉中空，是因阴液耗损,如伤津耗液、脱血失精等。"浮为阳"是指芤脉之浮大,由于阴液耗阳无所依附而外越,于是形成芤脉的浮大之象。《金匮要略·血痹虚劳病脉证》中又说:"脉极虚芤迟,为清谷,亡血,失精。脉得诸芤动微紧,男子失精,女子梦交,桂枝加龙骨牡蛎汤主之。"失精、脱血均为阴液精血耗伤,血脉失去充盈而中空;气失依恋而外浮,从而形成浮大中空的芤脉。

2.气津大亏

《温病条辨·上焦篇》第8条云:"太阴温病,脉浮大而芤,汗大出,微喘,甚至鼻孔扇者,白虎加人参汤主之。脉若散大者,急用之,倍人参。"此为热盛耗伤气津,气津大亏。气津大亏则脉道失充,阳失依附,可出现芤脉。《金匮要略·痓湿暍病脉证》云:"太阳中暍,发热恶寒,身重而疼痛,其脉弦细芤迟。"此为暑热耗伤气津,气津大亏,致芤脉而兼弦细迟。

3.瘀血

《脉诀》首先提出芤之瘀血,说:"寸芤积血在于胸,关内逢芤肠胃痈。"《诊家枢要》云:"右寸芤,胸中积血。"《医学入门》云"芤主瘀血不通"。以上医家之说可以说明,在临床上可以见到芤主瘀血这种情况。其发生机理为瘀血不去,新血不生,日久则血虚,气无所恋,浮越于外,则出现芤脉。

四、临床应用

郭某,女,48岁,2012年8月3日初诊。

主症:月经量过多5年余。5年前,出现每次月经来潮时经量过多,每遇生气或过度劳累后则经血量更多,色黑有块。近3个月来,月经周期28天,经期8天,经量多,色黑有块,伴腹胀痛、头晕、心悸、乏力、潮热、手足心热、盗汗,二便可,眠可,纳差,舌质红,苔净,脉象右脉滑芤,左关脉弦滑虚。

析脉:右脉芤滑为血虚不藏,左关脉弦滑虚为肝虚郁热。纵观全脉,诊为肝虚郁热、冲任不固引起的月经过多。

治法:滋阴补血,凉血固经。

处方:滋水清肝饮。当归10g,白芍15g,生地黄炭15g,牡丹皮10g,炒栀子3g,枣皮10g,阿胶10g(烊化),柴胡6g,茯苓10g,女贞子18g,北沙参15g。5剂,水煎服,1日1剂。

2012年8月6日二诊:服上药5剂后经血已止,腹痛好转,仍乏力、眠差、纳差,脉弦滑虚,已无芤象。治以补肝肾,养血固冲。左归丸加减。

处方：熟地黄18g，山药15g，枣皮12g，枸杞子12g，茯苓12g，阿胶10g（烊化），鹿角胶10g（烊化），淫羊藿15g，炒麦芽15g，砂仁3g，炒白术10g。7剂，水煎服，1日1剂。

后以左归丸调肝肾，固冲养血以固本。调治两月余，第3个月后经量基本恢复正常，乏力、心悸、头晕等明显好转。

按：芤脉多见于脱血。脱血的原因有热盛迫血妄行、情志所伤、气逆血逆、肝血不生；阳虚不摄阴血、气血不能固摄；阴虚火旺、灼伤血络、瘀血阻塞经络、血不归经；或外伤引起内外出血等。虽然出血原因不同，但都可见芤脉，然兼症兼脉则有所区别。此案为阴虚火旺、冲任不固导致的芤脉。

附歌诀

体状诗：芤形浮大软如葱，按之旁边中央空。火犯阳经血上溢，热侵阴络下流红。

相类诗：中空旁实乃为芤，浮大而迟虚脉呼。芤更带弦名曰革，血亡芤革血虚虚。

主病诗：寸芤积血在于胸，关内逢芤肠胃痈。尺部见之多下血，赤淋红痢漏崩中。

第十六节　弦脉

一、弦脉之象

弦脉端直而长，如按绷直的琴弦。前人形容此脉为"似张弓弦，木性条达"。

二、弦脉构成要素与辨析

弦脉的主要构成要素为：①脉体偏长。②脉体紧张度高。③脉之来去即脉幅度小。

由于弦脉在《黄帝内经》中论述得比较详细，所以后世医家对弦脉的认识基本一致。《素问·平人气象论》说："平肝脉来，软弱招招，如揭长竿末梢，曰肝平。"《素问·玉机真脏论》云："春脉者，肝也，东方木也，万物之所以始生也，故其气来软弱，轻虚而滑，端直以长，故曰弦，反此者病。"这些都是指正常的生理脉象,所以应该是略弦,不应是典型的弦脉。《素问·玉机真脏论》说:"真肝脉至,中外急,如循刀刃,责责然,如按琴瑟弦。"这就是很典型的弦脉了。

三、弦脉原理与临床诊断意义

1.寒邪闭阻气机

寒盛则阳损,脉失温煦而脉弦。弦脉和紧脉一样皆是脉气郁束,只是紧脉脉气郁束比较重,弦脉脉气郁束比较轻而已。因为寒主收引,相比其他邪气更易引起阻塞经络,闭阻人体的气机,郁束脉管之气,故出现紧、弦脉为多。

在临床上,寒邪多现弦脉不现紧脉的患者不少。在历代中医文献中,弦脉主寒的论述也比较多。例如《金匮要略·痰饮咳嗽病脉证并治》云:"脉双弦者,寒也……脉偏弦者饮也。"又说:"寸口脉弦者,即胁下拘急而痛,其人啬啬恶寒也。"《金匮要略·水气病脉证治》云:"寸口脉弦而紧,弦则卫气不行,即恶寒……"张仲景在临床中常弦紧互用。《脉经》说:"弦小者,寒癖。"又说:"关上弦,胃中有寒……"《三因极一病证方论》云:"弦为寒、为痛……为寒痹。"《脉镜》云:"弦为气血收敛,为阳中伏阴,或经络间为寒所滞……右寸弦,肺受寒,咳嗽胸中有寒痰。关弦,脾胃伤冷宿食不化,心腹冷痛。"《诊宗三昧》云:"……虚证误用寒凉,两尺脉必变弦。胃虚冷食停滞,气口多见弦脉。"历代医家对弦脉主寒的一些描述不胜枚举。

2.肝胆气郁

弦为肝胆的本脉,生理情况下弦脉兼具柔和舒缓之象,病理情况下缺少柔和之性。病理性的弦脉与肝胆气机郁结有关。人在生气或心情郁闷时,人体肌肉、血管平滑肌常处于紧张状态,反映到指下即为血管紧张呈绷急状态,即为弦脉。此现象在中医来看,即为肝胆气机问题。肝胆主全身的气机疏泄条达,无形之气郁结,则呈紧张状态,故出现弦脉。

3.肝风内动(此处的肝风,特指内风)

肝为刚脏,如果一个人平时阳气旺盛,脾气急躁,心情烦躁,身心常处于紧张状态,则易出现弦脉。这种体质的人容易出现肝风的表现,如耳鸣、头昏、手足麻木等症,这种肝风内动由肝阳化风所致。

也有的肝风内动是由肝肾阴亏造成的,此时的脉多见弦劲而急迫,患者很容易出现阳亢无制而化风,厥阳独行,而出现大出血、昏迷、呕吐、中风偏瘫等现象。

4.痰饮内阻气机

痰饮阻滞气机、气机不畅故为弦脉。

痰饮产生的源头不同，主要是肺、脾、肾的功能失调而产生，也有的是直接由三焦之焦膜病变而产生，无论源自何处，皆因阻滞了三焦和肝胆气机而产生弦脉。

5.阴、血不足

人体在血虚、阴虚时，由于肝木失于涵养，肝阳易亢，脉象也易出现弦象。肝血虚者，因血不足常兼气虚，故脉多弦细无力，症见心悸气短、头昏目眩、面色无华、瘛疭转筋、手足麻木等。肝阴虚者，脉多弦急细数，或弦细无力。

四、临床应用

医案1

杜某，女，28岁，2017年7月23日初诊。

主症：面部满布红色疹子，不痛、不痒1年余，重庆某医科大学附属医院皮肤科诊断为过敏性皮炎，过敏源为辣椒。患病后不敢吃任何辛辣之物，担心加重面部皮疹，无其他不适。二便可，眠可，苔薄白，脉左右皆弦。

析脉：弦脉主寒邪闭阻。

治法：祛寒温阳。

方药：四逆汤。制附片15g（先煎1.5小时），干姜20g，炙甘草20g。5剂，水煎服，1日1剂。

2017年7月29日二诊：初诊时建议患者可以吃火锅，不用忌辛辣之品。吃药期间，患者吃中辣火锅两次，服药5剂后，面部红色疹子减轻，四逆汤原方加重剂量。制附片30g（先煎1.5小时），干姜40g，炙甘草50g。7剂，水煎服，1日1剂。

服上方1周后，面部红色丘疹全部消除。建议患者今后尽量少吃冰冷之品。

医案2

李某，女，45岁，2018年6月27日初诊。

主症：便秘20年余，大便时3~5天1次，便时略腹痛，便质不干，排便每次20分钟以上，长期服泻下药。经不少中医师治疗，效不佳。伴吹空调后感冒，前额痛，鼻塞，无清涕，卧床后鼻塞无加重，恶风，少汗，手脚略麻木，月经量少，白带正常，小便正常，舌淡红，苔薄白，脉左尺中取弦，右关略浮，余脉沉取力欠差。

析脉：弦脉主寒，右关浮主胃经受邪。

治法：祛风，散寒，解表。

处方：桂枝20g，苍术15g，天麻20g，白芷15g，防风15g，炙甘草15g，大枣18g，茯神15g。3剂，水煎服，1日1剂。

2018年7月4日二诊：药后前额痛减，恶风减，大便同前，汗出较多，乏力，眠可，舌淡红，苔薄白，脉沉弱。

处方：黑附片30g（先煎1.5小时），黄芪30g，炙甘草10g，生白术12g，淫羊藿20g，当归12g，茯苓12g，大枣20g。7剂，水煎服，1日1剂。

2018年7月11日三诊：大便稀、日1次，近日大便时无腹痛，乏力好转。

处方：黑附片30g（先煎1.5小时），黄芪30g，炙甘草10g，生白术12g，补骨脂20g，茯神15g，淫羊藿20g，桑葚20g，砂仁10g。7剂，水煎服，1日1剂。

2018年7月18日四诊：白天想睡睡不着，夜间眠差，大便稀，大便时腹不痛，时而两日1次，脉舌同前。

处方：黑附片15g（先煎1.5小时），干姜20g，炙甘草10g，红参10g，淫羊藿20g，炒白术15g，砂仁6g。7剂，水煎服，1日1剂。

2018年7月25日五诊：近日脚汗多，便已成形，偶尔大便时腹痛，但较前减轻许多，脉舌同前。

处方：黑附片15g（先煎1.5水时），干姜20g，炙甘草10g，红参10g，益智仁10g，桑葚20g，炒白术15g。7剂，水煎服，1日1剂。

2018年8月5日六诊：手脚已无麻木，大便1日1次、成形，无腹痛，月经量少好转，恶风明显好转，汗出正常。舌淡，苔薄白，脉象沉取有力。

半年后随访，便秘未见复发。

医案3

丁某，女，53岁，2012年8月3日初诊。

主症：两年多来心烦、心悸、心前区憋闷、隐痛。某医院诊为冠心病、右束支传导阻滞。曾先后住院多次，除西药外，仅服治疗冠心病的中药达100多剂，但始终效不佳。细查其症，除心烦、心悸、心前区憋闷、隐痛外，无其他明显不适症状。舌淡红，苔薄白，脉左关弦细涩，右关稍弱。

析脉：左关弦细者，血虚肝郁之脉；右关弱，脾不足；涩者为气滞血瘀的脉象。

治法：疏肝养血，健脾活血。

处方：逍遥散加味。柴胡12g，当归10g，炒白芍15g，茯苓15g，薄荷3g（后下），郁金6g，炒白术10g，生姜10g。5剂，水煎服，1日1剂。

2017年8月10日二诊：服上方5剂后，心烦、心悸、胸闷、隐痛明显好转，继服上方两个月，诸症消除，心电图无异常。

按：肝胆气郁之弦多见于左关部，例如医案3患者；肝风内动所致的弦脉，常六脉皆弦，伴头昏、头痛。如果脉弦得厉害，头痛的特点是跳痛、胀痛、抽痛、一下一下痛；痰饮所致的弦脉常兼涩、浊脉；寒所致的弦脉最为多见，如案1、案2。除以上判断鉴别方法外，大多数弦脉皆主寒，浮弦主表寒，沉弦主里寒。掌握弦脉的这些鉴别要点，对临床非常有用。不仅仅是弦脉，其实各种脉象对绝大多数疾病的病位、病因病机的准确判断率均可达60%~90%。另外，弦脉也应与相兼脉和望闻问诊合参，这样才更为准确，不仅是弦脉，其余脉象皆仿此，不可不知。例如左关脉弦加上细脉，再加上有肝经的症状和阴血不足之症，就可断为肝郁血虚引起。

附歌诀

体状诗：弦脉迢迢端直长，肝经木旺土应伤。怒气满胸常欲叫，翳蒙瞳子泪淋浪。

相类诗：弦来端直似丝弦，紧则如绳左右弹。紧言其力弦言象，牢脉弦长沉伏间。

主病诗：弦应东方肝胆经，饮痰寒热疟缠身。浮沉迟数须分别，大小单双有重轻。

寸弦头痛膈多痰，寒热癥瘕察左关。关右胃寒心腹痛，尺中阴疝脚拘挛。

第十七节　革脉

一、革脉之象

革脉之象大而有力，浮而紧板，如按鼓皮一样，重按中空。前人形容此脉为"芤弦相合""如按鼓皮"。

二、革脉构成要素与辨析

《黄帝内经》对革的脉象进行了一些形容性描述。如《素问·脉要精微论》云:"浑浑革至如泉涌。"这里的"革"是对"至"的形容,不能理解为鼓皮、兽皮,只能说是"脉逐逐(急急)而至",迅速而"如泉涌"。

《伤寒论·辨脉法》云:"脉弦而大,弦则为减,大则为芤,减则为寒,芤则为虚,虚寒相搏,此名曰革。"在这里,革的所指有了变化,应为"如按鼓皮"之意。

王叔和的《脉经》对脉象进行了规范,把革脉作为具体的脉象,并规定为"革脉,有似沉伏实、大而长微弦"。另有夹行小字说《千金翼》以牢为革"。由于受到张仲景《伤寒论》"芤弦合革"和王叔和《脉经》对芤脉规定的影响,以至于李时珍在《濒湖脉学》中说:"诸家脉书,皆以为牢脉,故或有革无牢、有牢无革,混淆不辨。不知革浮牢沉、革虚牢实,形证皆异也。"其实这就是对《脉经》之"革"与《伤寒论》所言之"革"的混淆认识,盖此"革"非彼"革"。

近代有的医家把革脉之革当作是脉象的"变化革变"。

三、革脉原理与临床诊断意义

气血亏虚,不能内守,阳气奔越于外,搏击血脉,脉浮而大如按鼓皮。阴血失养,脉中无物故按之空。革脉最常见的临床诊断意义是精亏血枯,常见于失精、半产、亡血、漏下等病证。总之,革脉主诸虚,阴、阳、气、血皆不足。

四、临床应用

当代名家医案:

某男,63岁,病奔豚三十余年,自觉有气从小腹上攻,攻至腹则腹胀痛,攻至胸则胸中憋闷疼痛,呼吸窒塞,欲死,连及头颅、后脊。两臂皆热胀痛,痛苦殊甚,全身无力,继则大口频频嗳气,气喷涌如山崩,气出则主症稍缓,须臾复作,一日发二三次或十数次,近年趋重。情志波动时更重。脉弦大按之减,呈革脉,两尺沉,西医诊断为冠状动脉粥样硬化性心脏病(简称冠心病）、胃神经官能症、吞气症等。中医诊断为奔豚，乃肝肾阳虚，厥气上逆。予乌梅丸加减（李士懋《相濡医集》）。

乌梅6g，炮附子15g，干姜5g，桂枝12g，茯苓15g，白术10g，川椒5g，细辛4g，黄连8g，黄柏4g，党参12g，当归12g，沉香4g。

此方加减，共服24剂，诸症渐减而愈，两年未发。

奔豚病的原因为冲气上逆，与肝肾相关，临床根据具体证型可选用奔豚汤、桂枝加龙牡汤、桂甘龙牡汤、柴胡加龙牡汤以及乌梅汤等。本案奔豚气发作与情志波动有关，脉弦大说明与肝相关，脉按之减，呈革脉说明兼有肝阳虚，两尺沉又说明兼阳气虚，故不为西医诊断结论所惑，用乌梅汤补益肝肾阳气，合苓桂术甘汤温阳利水而止冲悸，加沉香温肾降气，取得了良好效果。

按：就相关文献而言，凡诊得革脉，必然内部空虚。但革脉又主诸病，故有变革之义。例如，当代医家黄杰熙曾多次运用旋覆花汤一两剂即将革脉变过来，再用益气固涩之剂两三剂见奇效。此医家用旋覆花汤的理论来源于《金匮要略·妇人杂病脉证并治》。云："寸口脉弦而大，弦则为减，大则为芤，减则为寒，芤则为虚，寒虚相搏，此名曰革，妇人则半产漏下，旋覆花汤主之。"

附歌诀

体状主病诗：革脉形如按鼓皮，芤弦相合脉寒虚。女人半产并崩漏，男子营虚或梦遗。

相类诗：见芤、牢。

第十八节 牢脉

一、牢脉之象

牢脉沉按实大弦长，而浮取、中取则渺不可得。牢脉与革脉指下感觉正好相反，革脉浮取坚实，而中下空虚。前人形容此脉为"如弦缕""牢而紧逼"。

二、牢脉构成要素与辨析

牢脉是一种复合脉，由五种脉象合成，即实、大、弦、长、沉。《医家必读》云："牢兼弦长实大，四象合为一脉也，但于沉候取也。"李时珍云："弦长实大脉牢坚，牢位常居沉伏间。"对牢脉的认识基本统一。

近代有医家将"牢"即固定不移、不易变化的意思进一步扩大，认为是疾病发展过程中脉象随疾病而发生的相应变化。这对疾病的分析有参考价值，但把它当作一种脉象就不太合适了。

三、牢脉原理与临床诊断意义

牢脉位沉，弦长实大，乃正强邪盛，正邪奋力交争，激荡气血，鼓搏血脉使然。

1.阴寒坚积

牢脉多主阴寒坚积为病。

《脉诀汇辨》云："牢脉所主之症，以其在沉分也，故悉属阴寒；以其形弦实也，故咸为坚积。"阴寒坚积内盛，正邪争斗，搏击血脉，致弦大实长而搏指；阴寒内盛坚积，则收引凝滞，阻碍气机，气血不得外达故现沉。

2.顽疾、瘀血、食积壅阻气机

顽疾、食积、瘀血阻滞气机，使气血不得外达，而脉沉、正邪相搏而见实弦长大有力之象。另外牢脉不全是阴寒之证。例如《四诊抉微》说："牢为气结，为痈疽，为劳伤痿极，为痰实气促。牢而数为积热，牢而迟为痼冷。"

3.阴血大亏

李时珍云："失血阴虚却忌之。"说明此脉在极虚之时也可见，此时为危症，当按之坚牢如弹石，无柔和之象，所以多属肾气虚败和脾胃之气衰败。

四、临床应用

古代名医医案1：

大宗伯董玄宰之少妾，吐血咳嗽，蒸热烦心。先予清火，继进补中，药饵杂投，竟无少效，而后乞治于余。余曰：两尺沉且坚，小腹按之即痛，此有下焦瘀血，法当以峻剂行之。若与平和之剂，则坚血不得行也。以四物汤加郁金、穿山甲、䗪虫、大黄，武火煎服，一剂而黑血下二碗，而痛犹未去。更与一服，又下三四碗而痛方止。遂以十全大补丸四斤，而康复如常。（《李中梓医学全书·里中医案》）

按：本案先以症辨证而失误，后平脉辨证才抓住本质。从临床表现看，提示病机有气火上逆，迫血上冲于肺胃，也有久病导致的脾胃气血两虚，但据此治疗却无效，说明未能全面深入理解本病的病因病机。

古代名医医案2：

常镇道张大羹子，舍有腹疾，余曰：六脉俱濡，气口独牢，乃中气太虚而有坚积也。困惫不食者，以攻积太过也。虽用补中汤，只可延时日耳，果月余毙（《李中梓医学全书·里中医案》）。

按：本案之人迎气口脉法，为王叔和所创，后世医家运用较少，从本案可知其具有较强的实用性。

牢脉因本人缺乏临床体会，就相关文献而言，牢脉多主阴寒证、实证，亦可见于阴血大亏之证、血脱、亡阴、亡阳、阴阳离决，属危重证候。

附歌诀

体状相类诗：弦长实大脉牢坚，牢位常居沉伏间。革脉芤弦自浮起，革虚牢实要详看。

主病诗：寒则牢坚里有余，腹心寒痛木乘脾。疝癞癥瘕何愁也，失血阴虚却忌之。

第十九节　濡脉

一、濡脉之象

轻手按之浮而细软，稍重按之即空，再举之又见，或脉体模糊，边界不清。前人谓此脉"帛浮水面、如絮浮水、水上浮沤"。

二、濡脉构成要素与辨析

濡脉是多种要素的复合因素脉，脉象要素有五个方面：①脉位浮。②脉体软（紧张度小）。③脉体细。④脉力小。⑤脉体模糊，边界不清。濡脉的第一核心要素应是"极软"，第二核心要素应为边界模糊不清。

《素问·平人气象论》云："平肝脉来，软弱招招。"这里的"软弱招招"是平人脉象，不是"极软而浮细"的濡脉。

《脉经》所说的"极软而浮细"，对濡脉的描述比较明确，重点突出。有的医家认为微脉也是浮细无力，如《活人书》说"极细而软"，《察病指南》说"极细而浮软"，《脉经》描述微脉"极细而软"。微脉的这些描述，与濡脉是一样的，所以有的医家认为两脉可并为一脉。其实两者是不同的，看《脉经》原文，"极软而浮细"是濡脉，"极细而软"是微脉，它们的侧重点不同，一个以脉体紧张度为辨别的主要因素，一个是以脉体的大小为辨别的首要因素。

濡脉脉体模糊，边界不清。《千金翼方》云："按之无有，举之有余，或如帛衣在水中，轻手与肌肉相得而软，名曰濡。"这段话说明濡脉有"软"的特点。之后继承《脉经》"如帛衣在水中"的观点，提出了濡脉的另一个重要特点就是"浸淫"。所谓"浸"者，"泡在水里，被水渗入"之意。至于"淫"，《说文解字》云："随其脉理而浸渍也。"所以中医理论有"湿性浸淫"的说法。而"浸淫"在形态学上的特点，指的则是边界不清。濡脉的边界不清正好与弦、紧脉的边界很清晰相对应。

三、濡脉原理与临床诊断意义

1.湿邪

出现濡脉的第一个机理是湿邪较甚引起。湿邪可分为外湿与内湿，外湿与天气及居住环境潮湿有关，内湿多由脾失健运、水湿停聚所致。但现在临床上很大一部分内湿是由于不科学的生活方式或者滥用抗生素或者人体感受其他邪气而来的，例如缺乏运动，食入过量牛奶、水果、冰冻饮品、高油脂食物。如果在阳盛体质的人身上，一般就表现为湿热；如果是阳虚体质，就多表现为寒湿。现在滥用抗生素、抗病毒药物是临床很普遍的现象，过于苦寒就会伤及人的阳气。

湿伤人体产生的后果正如《素问·生气通天论》所言："因于湿，首如裹，湿热不攘，大筋软短，小筋弛长，软短为拘，弛长为痿。"湿为阴浊之邪，易阻碍清阳之气，故头昏如裹，大筋拘挛，小筋松弛。这里的小筋应当包括血管在内。血管壁是有弹性的筋，当湿邪入侵时，因湿性黏滞，可附着于血管壁上，阻碍血管壁的气血通道，使血管壁失去营养，继而失去弹性，呈现萎软状态。湿邪黏滞于血管壁，故有软弱无力的表现；湿性黏滞，可以使脉管边缘与周围组织黏滞不清，故脉管壁模糊。

2.正虚

正虚包括阴阳气血诸不足。濡脉软弱无力也可以出现在虚证当中，此时的濡脉特点常为无力而软，脉管亦软，多兼有浮细。

阳虚者可出现濡脉。因阳气虚衰，无力鼓荡血脉，故脉细而无力，阳虚而浮，致使脉浮细无力，常伴有畏寒肢冷等虚寒现象。

阴虚也可出现濡脉。阴虚血脉失充而脉细，阴不制阳，阳气浮越而脉浮，故脉浮而细软。

气血俱虚更可见脉浮细无力，阴阳两虚也可见脉浮细无力。

虚证濡脉侧重于软弱无力，脉管虽也有模糊之象，但较湿邪引起的濡脉，其模糊之象不太严重。

四、临床应用

医案1

赵某，男，42岁，2017年3月26日初诊。

主症：四肢浮肿3月余，纳差，便溏，汗少，不恶寒，腹胀腰困，小便频、色淡黄、不利，舌淡红，苔薄白，脉象右濡，尺脉沉。

析脉：濡为脾气不足，水湿不运停滞于四肢，尺脉沉为肾虚水泛，故此证为脾肾两虚，水湿不行以致水肿。

治法：温补脾肾，温阳利水。

处方：实脾饮加减。炒白术15g，制附片15g（先煎1.5小时），茯苓15g，炒薏苡仁18g，黄芪20g，党参15g，泽泻12g，厚朴6g，大腹皮10g，桂枝10g。7剂，水煎服，1日1剂。

服上方7剂后，四肢浮肿、腹胀消失，小便已利，后以六君子汤善后。

医案2

李某，女，34岁，2019年8月6日初诊。

主症：乏力，小便浑浊，便溏3月余，小便色不黄，欠利，眠可，纳差，经服前医补中益气汤、参苓白术散加减治疗近1个月，效不佳。舌淡红，苔薄白，脉濡。

析脉：濡脉主湿，又主气虚，但此患者已服健脾补气药等效不佳，故为湿邪困阻导致乏力、纳差、小便浑浊、便溏等。最重要的是，此濡脉脉体比较模糊，与周围边界不清，此种濡脉多主湿。

治法：芳香化湿，健脾。

处方：三加减正气散化裁。藿香15g（后下），厚朴6g，茯苓15g，苍术10g，佩兰10g，车前草10g，滑石15g（包煎），炙甘草3g。5剂，水煎服，1日1剂。

2019年8月12日二诊：服上方5剂后脉濡转略浮紧，各症明显减轻，湿邪已除，余寒邪未尽，处下方两剂后，脉舌症全部转为正常。

处方：桂枝15g，苍术12g，陈皮12g，茯神15g，法半夏12g，生姜20g。

按：案1赵某的脉濡侧重于软弱无力浮细不受按，脉体略模糊，边界比案2李某的濡脉清晰一些。而案2李某的濡脉以脉体模糊、边界不清为主。

以湿邪为主的濡脉，经过正确服用利湿药后，濡脉渐渐消失，即脉管边界由模糊转为清晰，表明湿邪已退。

以正虚为主的濡脉，其特点常为无力而软，脉管亦软，但浮而细。

附歌诀

体状诗：濡形浮细按须轻，水面浮绵力不禁。病后产中犹有药，平人若见是无根。

相类诗：浮而柔细知为濡，沉细诸柔作弱持。微则浮微如欲绝，细来沉细近于微。

主病诗：濡为亡血阴虚病，髓海丹田暗已亏。汗雨夜来蒸入骨，血山崩倒湿侵脾。

寸濡阳微自汗多，关中其奈气虚何。尺伤精血虚寒甚，温补真阴可起疴。

第二十节 弱脉

一、弱脉之象

弱脉极软而沉细，浮按如无，重按无力。前人形容此脉为"沉而细柔"。

二、弱脉构成要素与辨析

弱脉是具有复合因素的脉象，构成要素为：①脉位沉。②脉体细。③脉力极小。

弱脉与濡脉的鉴别：两脉均为无力脉，弱脉为沉细软，濡脉为浮细软。弱脉比濡脉的力度更弱一些，因为弱脉的产生机理多为纯虚证，濡脉产生的机理多虚实夹杂，濡脉体现了正邪相争状态，故其力度比弱脉要稍大些。

弱脉与虚脉都是无力的脉象，但两者的区别在于"沉取候弱，浮取候虚"。

三、弱脉原理与临床诊断意义

1.阳虚或气虚

弱脉最常见的形成机理是阳气虚。

阳气虚包括阳虚和气虚。推动无力则脉弱，温煦不足则生内寒，寒主收引，故脉象多沉。阳虚或气虚者多弱脉。

2.精血不足

精血不足者多阳虚或气虚，也可出现弱脉。

3.由实脉变弱者多为邪退正复

如《伤寒论》第360条云："下利，有微热而渴，脉弱者，今自愈。"第365条云："下利脉沉弦者，下重也，脉大者，为未止；脉微弱数者，为欲自止，虽发热，不死。"在正气不弱、邪气入侵时，正邪斗争比较剧烈，故多现实脉。正邪斗争到后期，邪气退去后，阳气自然不必再被调动，故又将处于平时的潜藏状态，故实脉可转变为弱脉。

四、临床应用

陈某，女，32岁，2019年9月3日初诊。

主症：经期后推10天左右，经行5天，量少，经色淡暗，经前易烦躁。形体瘦，面色少华，乏力，纳可，眠差，时口干，饮水不多，冬天四肢冰冷，舌淡暗，苔薄白，脉沉弱，偏细弦。

析脉：沉弱为气血不足，偏细弦，说明肝阴血虚，结合眠差、口干、经前烦躁，可知肝阴虚，内有郁热。

治法：补肝肾，兼清肝经郁热。

处方：桂附地黄丸合丹栀逍遥散加减。熟地黄18g，山药15g，枣皮10g，炒白术10g，茯苓10g，牡丹皮10g，栀子3g，柴胡10g，白芍15g，肉桂6g，制附片12g（先煎1.5小时），炙甘草6g，夜交藤24g，干姜6g。7剂，水煎服，1日1剂。

上方加减服两个月后，月经恢复正常，食欲和睡眠明显好转，舌象正常，脉较前有力。

按：弱脉的主证多为气血两亏，尤以阳气虚弱为主的病证更多见。久病伤正，正气虚弱，无力推动血行，故脉来软弱无力，此为脉证相应。如果新病见脉弱，为正虚不能胜邪，视为逆脉，说明病情比较危重，需谨慎调治，方能转危为安。

附歌诀

体状诗：弱来无力按之柔，柔细而沉不见浮。阳陷入阴精血弱，白头犹可少年愁。

相类诗：见濡脉。

主病诗：弱脉阴虚阳气衰，恶寒发热骨筋痿。多惊多汗精神减，益气调营急早医。

寸弱阳虚病可知，关为胃弱与脾衰。欲求阳陷阴虚病，须把神门两部推。

第二十一节　散脉

一、散脉之象

散脉浮大而散，在似有似无之间，举之散漫，按之全无，如水上浮花，收之不住，四散而走。前人形容此脉为"如散叶""如吹毛""如水上杨花""如火薪然"。总之，来去不明，根蒂无有。

二、散脉构成要素与辨析

散脉的主要特征是"浮大而散"，病理特征是"气实血虚，有表无里"。

历代医家描述脉象最喜欢用比喻法，虽然非常形象，但有的则含糊晦涩。如杨花散漫、如羹上肥、散似杨花散漫飞、如吹毛等等，使人"心中易了，指下难明"。

散脉在《黄帝内经》中是疾病向愈的表现，如《素问·脉要精微论》说："心脉搏坚而长，当病舌卷不能言；其软而散者，当消环自己。肺脉搏坚而长，当病唾血；其软而散者，当病灌汗，至今不复散发也。"《难经》说："心肺俱浮，何以别之？然浮而大散者，心也。浮而短涩者，肺也。"这里的散不应理解为《脉经》所说的"气实血虚，有表无里"。正常的散脉只是表明气机浮散的趋势，绝对不是浮散而无根。病理性的"散"肯定是病证已经发展到严重的阴阳失衡的地步了。

《脉经》云"散脉大而散，气实血虚，有表无里"，是说散脉脉体大，浮而无根，无收敛之势。《诊家正眼》说："自有渐无之象，亦有散乱不整之象。当浮候之，俨然大而成其为脉也；及中候之，顿觉无力而减其十之七八矣；至沉候之，杳然不可得而见矣，渐重渐无，渐轻渐有。明乎此八字，而散字之义得，散脉之形确著矣。"此处对散脉描述得更具体。

由于每个医生的个人临床感受和经验各不相同，对散脉当然也有不同的解释。《医述》说："散有二义，一有渐无之义，一散乱不整之象，比如杨花散漫，或至数不齐，或多寡不一，为气殆之候。"李时珍也说："散似杨花散漫飞，去来无定至难齐。"很显然，这些论述又把脉象的"三五不调"之象加入了散脉的特征中去了。

所以只要掌握了脉的要素分析法，无论古人怎么描述这种脉的特征，我们都能理解古人要表达的基本意思。也就是说，每个人对每个脉象的认知标准可能不一样，但只要能把握脉象所指，就不会影响古人脉象经验的继承。

三、散脉原理与临床诊断意义

1.常脉

《濒湖脉学》云："心脉浮大而散，肺脉短涩而散。"此散乃常脉，当为舒缓不拘之意，气机向上的趋势，绝不与浮而无根的病脉等同。

临产之际，血脉大开、血大下，气浮而散，此为离经之脉，属生理现象，见散无惊。

2.病脉

散脉的形成是由于气血耗散、浮散于外，故涣散不敛，浮而无根，正气虚极，故极无力，按之则无，形成散脉。

散脉当分新久，久病正气渐耗竭，致元气极虚浮游于外，已属临终状态。《脉如》说："散为元气离散之象。"

若新病，如急剧吐泻、失血、大汗、气骤失依附而浮越出现散脉，尚可医治，急服独参汤或参脉散、参附汤等先固脱，挽回元气后，再根据病因、病机辨证用方。

四、临床应用

古代名家医案：

一男子，年二十岁，因连夜劳倦不得睡，感寒嗽痰，痰如黄白脓，嗽声不出，时初春大寒，与小青龙四贴，觉咽喉有丝，血腥气逆上，血线自口中左边一条，顷遂止。如此每昼夜十余次。其脉弦大散弱，左大为甚，人倦而苦于嗽，予作劳倦感寒。盖始因强与甘辛燥热之剂，以动其血，不急治恐成肺痿，遂与人参、黄芪、当归身、白术、芍药、陈皮、炙甘草、生甘草、不去节麻黄，煎熟入藕汁治之。两月而病减嗽止，却于前药去麻黄，又与四贴而血止。脉大散尚未收敛，人亦倦甚食少，遂于前药去藕汁，加黄芩、缩砂、半夏，至半月而安。

按：咳嗽发于初春大寒之节，医者执着于五运六气，认为外寒内饮，以散外寒除寒饮之小青龙汤治之。殊不知，此患者为劳倦伤及气血，体内有虚热，而非外寒引动虚热导致的病证，所以服之不仅无效，反而变生咯血一症。

附歌诀

体状诗：散似杨花散漫飞，去来无定至难齐。产为生兆胎为堕，久病逢之不必医。

相类诗：散脉无拘散漫然，濡来浮细水中绵。浮而迟大为虚脉，芤脉中空有两边。

主病诗：左寸怔忡右寸汗，溢饮左关应软散。右关软散胕胕肿，散居两尺魂应断。

第二十二节　细脉

一、细脉之象

细脉是脉细如丝的脉象，脉皆较正常脉象细，指下明显可见，绝不模糊。前人形容此脉为"瘦""萦萦如蛛丝"。

二、细脉构成要素与辨析

细脉作为一种单因素的脉象去应用，仅仅是指脉体粗细，以脉体细如丝线为表现。细脉在《黄帝内经》中已经广泛应用。《素问·三部九候论》云："察九候独小者病，独大者病，独疾者病，独迟者病，独热者病，独寒者病，独陷下者病。"所谓小脉其实就是细脉。《黄帝内经》对细脉的记载很多，如《素问·脉要精微论》："夫脉者，血之府也，长则气治，短则气病，数则烦心，大则病进，上盛则气高，下盛则气胀，代则气衰，细则气少，涩则心痛。"又如"有脉俱沉细者，少阴厥也；沉细数散者，寒热也……诸细而沉者，皆在阴"等。这说明，《黄帝内经》中小脉和细脉是同一种脉象，细脉可称小脉，小脉可称细脉，有时还将细脉和小脉合称，即"细小脉"。

王叔和对脉象进行了规范，他在《脉经》中说："细脉小，大于微，常有，但细耳。"将细脉和小脉合并，通称细脉。从此以后，大多数医家都用"细脉"的名称，而不再称"小"脉为细脉。

三、细脉原理与临床诊断意义

1.血虚或阴虚

脉细即脉管内容物减少，多为血液或阴液不足，因此细脉是临床上判断血虚或阴虚的主要脉象之一。

阴虚与血虚的细脉有所区别。血虚常兼气虚，故血虚则寒，脉细弱无力。阴虚则多有虚热内扰的病机，故脉多虚数无力。

2.阳气虚甚

在临床上，比较少见阳虚而出现细脉的现象，但是阳气大虚的情况可以引起细脉，例如《伤寒论》第280条云："少阴之为病，脉微细，但欲寐也。"这个细脉主要是因为气为血之帅，阳气大虚，特别是心肾的虚衰，阳气无力推动血液循行脉中，以致气血不能充盈脉管而见细脉。

3.正邪同退，病情向愈

由此病机引起的脉象多为细软和缓之脉。邪气侵犯人体之初，人体会调动正气与邪气相抗争，此时脉象表现为躁动不安，或浮紧，或脉弦数有力，总体是偏粗大有力之象为多，表明正气抗邪有力。经过一段时间后，邪气明显减少或清除，正气与邪气斗争不会很剧烈了，因此有一部分正气归于潜藏，机体处于自我修复状态，疾病向愈。此时脉管中的气血就相应减少，脉管较病之初明显变细，脉力也变得平缓柔和。正如《伤寒论》第271条所云："伤寒三日，少阳脉小者，欲已也。"亦如第37条所云："太阳病，十日已去，脉浮细而嗜卧者，外已解也。"

4.邪气阻滞

邪气阻滞，气机不畅，气血不能充盈与鼓搏于脉而见细脉。此邪气包括七情所伤、气血痰湿壅塞，其缚气血而致脉细。邪气阻滞而细者，有沉按觉有力之感。

四、临床应用

韩某，男，32岁，2013年4月6日初诊。

主症：失眠3年余，心慌，头晕，无力，梦遗，烦热盗汗，纳差、口干，二便可，舌淡红，苔薄白，脉左寸细无力，双尺、右关虚。

析脉：左寸为心位，双尺属肾，寸细、尺虚为心肾阴虚，右关脉虚为脾气不足，故辨证为心肾不交，心脾两虚。

治法：健脾养心，交通心肾。

处方：当归10g，党参18g，炒白术12g，炙黄芪24g，炙甘草6g，茯神15g，炒酸枣仁15g，陈皮6g，肉桂3g，黄连2g，大枣15g，生姜15g。7剂，水煎服，1日1剂。

4月20日二诊：服上方7剂后诸症减轻，睡眠由原来每晚3~4小时增为6小时左右。原方加减再服用3周，巩固疗效。

按语：细脉以主虚证为主，诸虚诸损多见细脉。《脉经》说："细小为血气衰，有些症则顺，否则逆。"《温热暑疫全书》中的"温病大热，脉反细小，手足逆冷者死"正是此意。但是在诸虚中细脉以血虚、阴虚的概率要大些，虚证的细脉当细而无力。反之，邪气阻滞的细脉当细而有力。

附歌诀

体状诗：细来累累细如丝，应指沉沉无绝期。春夏少年俱不利，秋冬老弱却相宜。

相类诗：见微、濡。

主病诗：细脉萦萦血气衰，诸虚劳损七情乖。若非湿气侵腰肾，即是伤精汗泄来。

寸细应知呕吐频，入关腹胀胃虚形。尺逢定是丹田冷，泄痢遗精号脱阴。

第二十三节　伏脉

一、伏脉之象

伏脉脉行筋下，极重指按之，著骨乃得。阴中之阴，只见沉候。前人形容此脉为"陷""坚""潜""过""独沉"。

二、伏脉构成要素与辨析

伏脉是一个单因素脉，伏脉是比沉脉更沉的脉，以脉位而言，不兼其他构成要素。

戴同文说："伏脉轻取不见，中按亦不见，迨重手极按，又模糊不显，直至用力左右寻按，其脉乃见。"

伏脉与沉脉的区别：沉脉浮取、中取不见，重按则脉象显著；伏脉浮取、中取不见，重按模糊、需经用力左右寻按方能得其脉象。

三、伏脉原理与临床诊断意义

1.邪实

正邪皆在里，邪气郁闭于里。因郁闭于较深层次，因此正气也被压抑在里，从而正邪相争也在里。其郁伏很深，达到了闭的程度，而不是一般意义上的郁。《脉理求真》说："伏为阻隔闭塞之候，或火闭而伏，寒闭而伏，气闭而伏。"

（1）寒盛：寒盛则气血凝泣，气机闭郁，气血不得外达以鼓动血脉而伏。其伏当兼弦紧之象，症见恶寒、肢冷、身痛等。

（2）火热郁伏：火热亢极，气机严重闭塞，气血不得外达，致脉伏。此伏当兼奔冲不宁躁急之象，症见肢厥等，此热深厥亦深。《冷庐医话》云："如极微之脉，久久寻而得之，于指稍稍加力，按之至骨，愈坚牢者，不可认作虚寒，阳匿于下，亢之极点。"

（3）中风闭证：现代人吃得太好了，实证比较多，中风闭证也较多。中风闭证时，血管常有痉挛，脉管沉伏于内可见到伏脉。此时要区分寒闭、热闭以及风痰内闭等不同。

2.正虚

由于阳气虚衰、无力鼓荡气血外达以搏击血脉致脉伏。此伏当细而无力，伴肢厥、蜷卧、腰脐冷痛等，此属虚寒证。

四、临床应用

古代名家医案：

徐中宇之妇，汗出如雨，昏昏愦愦，两手无所着落，胸要人足之不少放，少放即昏愦益其，气促不能以息，稍近风则呕恶晕厥。与龙镇救心丹一丸，服下即稍定，少间则又发，始知胸喉中有物作梗而痛，汤水难入，即药只能吞一口，多则弗能咽下。乃以苏合香丸与之，晕厥寻止，心痛始萌。昨日六脉俱伏，今早六部俱见，惟左寸短涩，知其痛为瘀血也。用玄胡、桃仁、丹皮、丹参、青皮、当归、香附。其夜仍晕厥一次，由其痛极而然。再与玄胡、丹皮、桃仁、丹参、香附、青皮、乌梅、人参、贝母、桂枝、赤芍药，服此痛大减大半。乃自云心虚，有热，头眩，加山栀子。居常多梦交之症，近更甚，以其心虚故也。人参、石斛、丹参、贝母、当归、白芍药、酸枣仁、酒连、香附、调理全安。（孙一奎《孙文恒医案·卷二》）

按：本案或为怪病，若据症辨证，多有疑难处。如汗出如雨、昏聩似为热证，稍近风则呕恶、昏厥似为虚证，一时没有头绪。医者用药也无定见，先用开闭之丸药效均差，直至以脉定证，该病之病机方明。

伏脉主病多为实邪内伏、阴阳郁结不通的病证，如暴厥、暴痛、寒闭、中风、火闭、霍乱吐泻等急症。

附歌诀

体状诗：伏脉推筋着骨寻，指间裁动隐然深。伤寒欲汗阳将解，厥逆脐疼证属阴。

相类诗：见沉脉。

主病诗：伏为霍乱吐频频，腹痛多缘宿食停。蓄饮老痰成积聚，散寒温里莫因循。

食郁胸中双寸伏，欲吐不吐常兀兀。当关腹痛困沉沉，关后疝疼还破腹。

第二十四节　动脉

一、动脉之象

动脉独一部凸起如豆，无头无尾，滑数躁动。独见于寸部，关部，尺部。前人形容此脉为"其形如豆""无头无尾"。

二、动脉构成要素与辨析

动脉是一个复合脉象：①脉率略快。②来去急促。③脉位浮。④脉体短。

如王叔和在《脉经》所云："左手寸口脉偏动，乍大乍小不齐，从寸口至关，关至尺，三部之位，处处动摇，各异、不同，其人病，仲夏得之此脉，桃花落而死。"

另外还应与短脉相鉴别，短脉绝不会"厥厥动摇"。

当前还有医家认为动脉是单因素脉象，其实质是非窦性心律的脉形，除此之外，不含其他构成要素，是唯一一个对非窦性心律脉形进行诊察的脉象。

三、动脉原理与临床诊断意义

1.阴阳相搏

《伤寒论·辨脉法》云："阴阳相搏名曰动。"又分为阳亢搏阴和阴阳相搏，临床上多见实证，或虚实并见。

2.惊则脉动

因惊恐者，惊则气乱，气血妄动，搏击血脉，脉亦动。其形成与心情紧张不宁有关。此时脉动在左关为显，与肝胆气机紊乱相关。

四、临床应用

李某，男，24岁，2012年6月2日初诊。

主症：患者遗精两年余，每周3次，伴心悸，形体消瘦，每晚能入睡两三小时，甚则整夜不能入睡，眼神忧郁，心烦，胸闷，纳差，无腰酸夜尿，二便可。自诉用中药治疗两年效不佳，查看前医所用处方，有补肾收敛固涩的，也有补血养心的。舌淡红，苔薄白，脉左关弦沉取力欠佳，左关脉时动如小米粒大。

析脉：弦脉位于左关部，多主肝胆为病，动脉为长期紧张不安所致。

治法：调三焦，疏肝胆。

处方：柴胡加龙骨牡蛎汤化裁。柴胡12g，法半夏10g，黄芩6g，党参12g，桂枝10g，茯苓15g，酒大黄3g，龙骨18g（先煎），牡蛎18g（先煎），大枣10g，生姜10g，金樱子10g。7剂，水煎服，1日1剂。

2012年6月10日二诊：服药期间未出现遗精。效不更方，前方再服7剂，后以成药丹栀逍遥丸口服1月余以巩固疗效。

附歌诀

体状诗：动脉摇摇数在关，无头无尾豆形团。其原本是阴阳搏，虚者摇兮胜者安。

主病诗：动脉专司痛与惊，汗因阳动热因阴。或为泄痢拘挛病，男子亡精女子崩。

第二十五节　促脉

一、促脉之象

促脉数中一止，止无定数，前人形容此脉为"躁""击""喘""搏""往来越度"。

二、促脉构成要素与辨析

促脉是复合脉，以"数"和"时一止"为构成条件，其基本特征是在"数"的基础上又出现"时而一止"的变化。

促脉在医学文献中首见于《黄帝内经》。《素问·平人气象论》云："寸口脉中手促上击者，曰肩背痛。"其所说的"促上击"是指脉来急促并向鱼际上窜的一种特殊脉。真正提出促脉的是《伤寒论》。《伤寒论·平脉法》说："脉来去数，时一止复来者，名曰促。"这里的促与现代的促脉是基本相同的一个脉象。《脉经》中对促脉的描述与《伤寒论》基本一致，文字更精炼，说"促脉，来去数，时一止复来"。

在读古医籍时，看到促脉时我们应该多想一下，是指脉率快而时一止，还是脉来去急促而一止，抑或脉来促上击，这3种的哪一种。

三、促脉原理与临床诊断意义

1.正邪相搏，正欲胜邪

例如《伤寒论》第140条云："太阳病下之，其脉促，不结胸者，此为欲解也。脉浮者，必结胸。脉紧者，必咽痛。脉弦者，必两胁拘急。脉细数者，头痛未止。脉沉紧者，必欲呕。脉沉滑者，协热利。脉浮滑者，必下血。"外感病多为正气强盛能与邪相抗。如果风寒犯表本该用汗法，但医者错误地运用了下法，导致人体阳气受挫。此时患者如果阳气很旺的话，这种误治不会导致《伤寒论》所说的结胸证，而仍能顽强抗邪于体表，从而出现促脉。

2.邪气阻滞

《伤寒论》第21条云："太阳病，下之后，脉促、胸满者，桂枝去芍药汤主之。"此条即为胸阳被寒邪所阻，胸阳与寒邪相搏而出现促脉。阻遏气血的邪气，不仅包括气、血、痰、食，也包括火热之邪。又如《伤寒论》第34条云："太阳病，桂枝证，医反下之，利遂不止。脉促者，表未解也。喘而汗出者，葛根黄芩黄连汤主之。"此即因热郁遏阳气一时难以续接。

3.脏气虚弱，阴虚血少

因亏损，故心搏血运难以接续。

《诊家正眼》云："促脉之故，得于脏气乖违者，十之六七；得于真元衰惫者，十之二三。或因气滞，或因血凝，或因瘀停，或因食壅，或外因六气，或内因七情，皆能阻遏其运行之机，故虽当往来急数之时，忽见一止耳。"

四、临床应用

周某，男，46岁，2020年4月6日初诊。主症：反复心悸、乏力4年余，怯寒，头昏，心慌心悸，乏力，某三甲医院诊为房颤，行射频消融术后，症状同前，舌淡红，苔薄白，脉促，沉取无力。

析脉：促脉又兼沉取无力，主心阳气不足，此促脉越数越虚。

治法：温阳补气养血。

处方：附子理中汤加味。制附片15g（先煎1.5小时），干姜20g，红参12g，炙甘草15g，炒白术15g，阿胶15g（烊化）。7剂，水煎服，1日1剂。

2020年4月14日二诊：服上方后心慌气短好转，头昏乏力减轻。用此方加减治疗近两个月，促脉消失，脉现虚略弦。后以中成药归脾丸和金匮肾气丸续服，现仍在口服中成药，病情基本稳定。

当代名医医案：

患者，女，陈某。喘息性支气管炎反复发作数十年。两年前因感冒而咳喘不止，住院治疗7个月不见效果，后又配合中药宣肺定喘、止咳化痰等治疗8个多月仍无明显改变。细审其症，骨瘦如柴，饮食俱废，喘咳短气难以平卧，昼夜不能着枕，畏寒肢冷，足冷至膝，手冷至肘，口干而不欲饮，舌淡苔白，脉沉细数促而无力。思之：沉细之脉似为气血、阴阳俱虚，数脉诸书多云主热，然数促并见且无力，而胸满则为肾阳虚，即仲景所谓脉促胸满桂枝去芍药汤证意。综合脉证论之，乃心肾阳虚、水气上犯、上凌心肺之证。治拟温阳化饮。

真武汤加味。处方：人参6g，杏仁6g，附子6g，白术6g，白芍6g，茯苓6g，生姜1片。

服药1剂后，咳喘稍减。某医见上方药量小而药味又少，且无麻黄之定喘，乃将上方药量加倍，复加麻黄用之。服药4剂，效果惘然。又邀余诊。审思再三，云正虚之躯，过用克伐之品已成正虚邪实之重症，稍事补益则邪必壅盛，稍事祛邪则正气不支，故只可以小量补剂治之。原方继服。

嘱其每剂水煎两次，分4次，昼夜分服，共进两剂，咳喘减，又服20剂，喘咳始平。（朱进忠《中医脉诊大全》）

按：本案为肺肾两虚之咳喘，脉沉细数促无力说明阳气大虚，此时之促脉为气血不相续接所致，为阳气虚极的表现，故治疗时以顾护阳气为先。若加以攻伐之药，大伤阳气，即使加入人参、附子等药也不会有效。本案通过脉证合参可知，因阳虚生水饮，水饮上凌心肺而致咳喘，故以真武汤加味治之。加人参即合参附汤、附子汤，加杏仁以下气平喘而不伤正，且杏仁兼有利水之效。小量用之的经验十分重要，即正虚邪实之重证，稍事补益则邪必壅盛，稍事祛邪则正气不支。以小量补剂治之，一是顾护脾胃之气，二是以合《素问·阴阳应象大论》中"壮火食气，少火生气"之意。

附歌诀

体状诗：促脉数而时一止，此为阳极欲亡阴。三焦郁火炎炎盛，进必无生退可生。

相类诗：见代脉。

主病诗：促脉惟将火病医，其因有五细推之。时时喘咳皆痰积，或发狂斑与毒疽。

第二十六节 结脉

一、结脉之象

结脉缓中一止，行止无定数。前人形容此脉为"徐行而怠""偶羁一步"。

二、结脉构成要素与辨析

结脉是一个复合脉：①歇止。②迟或缓。

《伤寒论》第178条说："脉按之来缓，时一止复来者，名曰结。"在日常脉象中，以脉的"歇止"为构成条件的脉象共3种：一是促脉，二是结脉，三是代脉。其区别在于：促脉为"数而时一止"，结脉为"缓而时一止"，代脉为止有定数。

若脉动五十次偶尔"歇止"一次，又无其他不适，可以不按病脉处理。歇止次数越多，所主病证就越重。

三、结脉原理与临床诊断意义

人的元气渐消，运行血流通过脉道则迟缓而行；精力耗损疲劳，只好暂时停止，止后再行；浊阴偏盛，阳气渐消，则形成积聚、寒凝、老疾、血瘀等，或阻于脉道之中，或压于脉道之外，使脉管堵塞或变窄压扁，血气周流时，时而一停，故脉断而复续，续而复停，间歇无定数，这均是人之元气渐消所造成的。

1.心气、心血的不足或兼而有之

气血不足，此结当沉取无力，属虚。

2.邪气阻滞

此邪气包括寒凝、老痰、血凝、癥瘕等。此结多有力，属实。

四、临床应用

代某，女，29岁，2017年7月9日初诊。

主症：停经两年余。两年前常感左胁及脘痛，纳差、眠差，遂即月经停闭，少腹隐痛，经中西医治疗，胁痛、眠差、纳差有所好转，月经仍未至。脉象结虚，左关弦。

析脉：结脉主寒凝血结，左关弦虚主肝血不足兼气滞，故而闭经不行。

治法：行气散寒，补血调经。

处方：四物汤加减。乌药6g，炒小茴香6g，当归10g，白芍6g，香附6g，川芎6g，陈皮10g，鸡血藤20g，炙甘草3g。7剂，水煎服，1日1剂。

2017年7月18日二诊：服上方5剂后即月经来潮，量不多，色黑有小血块，小腹仍隐痛，脉见弦细涩，治以行气活血，补血温经。

处方：四物汤加减。当归10g，白芍12g，川芎6g，香附6g，炒小茴香6g，鸡血藤20g，制附片12g（先煎1.5小时），陈皮10g，炙甘草3g 大枣12g，生姜3片。7剂，水煎服，1日1剂。

经四物汤加减治疗6周，少腹隐痛愈，月经正常。

按：结脉多为阳虚阴盛、气血痰食等停滞所引起。如《伤寒论》第178条云："脉按之来缓，时一止复来者，名曰结；又脉来动而中止，更来小数，中有还者反动，名曰结，阴也。脉来动而中止，不能自还，因而复动者，名曰代，阴也。得此脉者，必难治。"

一般来说，患者出现结脉，欲鉴别其病机病因是属心气虚、心血虚、心包之气郁，以及痰、瘀、寒中何种阻滞了心气、心血或心阳，多需通过四诊合参进行判断。

附歌诀

体状诗：结脉缓而时一止，独阴偏盛欲亡阳。浮为气滞沉为积，汗下分明在主张。

相类诗：见代脉。

主病诗：结脉皆因气血凝，老痰结滞苦沉吟。内生积聚外痈肿，疝瘕为殃病属阴。

第二十七节　代脉

一、代脉之象

代脉动中一止，止有定数。前人形容此脉为"禅代"。

二、代脉构成要素与辨析

代脉为单因素脉象，以"有规律的间歇"作构成条件，不含其他因素夹杂其间。

但是历代医家对代脉的争议比较大。

"代"的本意是更代的意思，如《素问·宣明五气》篇说："脾脉代者，谓胃气随时而更，此四时之代也。"此处之代，只反映脉的更代，不是指脉的"间歇"。

《灵枢·根结》说："五十动而不一代者，以为常也。"并说："四十动一代者，一脏无气；三十动一代者，二脏无气；二十动一代者，三脏无气；十动一代者，四脏无气；不满十动一代者，五脏无气。"这是针对气血昼夜运行"五十周身"而言的。脉象随四时季节发生相应变化，也是指脉的更代。例如，春脉略弦，夏脉略洪，秋脉略浮，冬脉略沉。古人认为，脉象随四时发生相应变化是因于脾脏的生理功能，故说"脾脉代"。

近代医家李士懋在《脉学心悟》中从脉象主病对代脉提出质疑。他说："代脉，除孕及暴病外，皆认为代为脏气衰败，主死脉。可是临床见许多止有定数的脉，即使是二联律、三联律亦未必死，而且很多都可经治疗而消除。根据这个临床事实，必然出现两个问题：一是假如代脉为止有定数的脉，这个前提是正确的，那么称为死脉就不正确，因止有定数的脉象并非死脉。二是假如代为死脉这个前提是正确的，那么代脉的特征就不是动而中止、止有定数。我认为后者正确。代脉确属脏气衰败的死脉，但其脉象的特征却非止有定数。"

张景岳对代脉的认识是："凡见忽大忽小、乍迟乍数、倏而变更不常者均为之代。"

《脉诀条辨》也有类似张景岳的说法："若脉平匀而忽强忽弱者，乃形体之代。"又云："脉无定候，更变不常则均为之代。"

《脉经》中对代脉的描述为："代脉，来数中止，不能自还，因而复动，脉结者生，代者死。"与张仲景的说法一脉相承。

三、代脉原理与临床诊断意义

1.生理性代脉

生理性代脉有两种情况：一是孕脉。孕三月出现代脉，是身体虚弱、气血不续而出现的脉象；二是没有不适感的代脉。《素问·宣明五气》云："五脏应时……脾脉代。"谓脏气随时而更替，脉也随时而变化。《灵枢·根结》云："五十动而不一代者，以为常也，以知五脏之期。予之短期者，乍数乍疏也。"

2.心气、心血的不足或兼而有之

气血不足，此代当沉取无力，属虚。

3.邪气阻滞

此邪气阻滞包括老痰、寒凝、血瘀、癥瘕、痰湿等引起的心经或心包经气机郁滞，此代脉当沉取有力，属实。

4.久病脏气衰败

脏气衰败的代脉多见于久病之人、元气衰败者。《素问·平人气象论》云："但代无胃曰死。"此为死代。"无胃"二字形容脉象无胃气之象，即不从容、不和缓之脉。此为无胃气之脉，故曰死。

如果未出现无胃气之象，就代脉本身而言也不一定都主死证。如上所述，代脉有些是生理性的，有些是脏气衰败引起的，有些是气血虚引起的，有些是邪气阻滞气机所致，所以代脉主死的结论也不完全对。

四、临床应用

当代名家医案：

患者，女，30岁。风湿性心脏病、二尖瓣狭窄与闭锁不全、心力衰竭、心源性肝硬化两年多，某医院住院治疗1年多，心力衰竭虽有所控制，但肝硬化腹水始终未见好转。诊其面色青紫暗，消瘦，皮肤干燥，神疲乏力，气短且不能平卧，腹胀且青筋显露，下肢浮肿，舌紫暗，舌苔白，指趾厥冷至肘膝，脉虚大数促紧代。审所用之药，除西药外，尚有真武汤、实脾饮、疏凿

饮子、十枣汤加减。思之：脉虚大者，气血俱虚也。或促或代者，气血俱衰而又兼滞也。紧者，寒也。综合脉证，此乃气血大衰为本，气滞血瘀、水湿不化为标。以大补气血治本，理气活血、燥湿利水治标。

处方：黄芪30g，人参10g，丹参30g，当归10g，黄精10g，生地黄10g，苍术18g，白术10g，青皮10g，陈皮10g，柴胡10g，三棱10g，莪术10g，薄荷4g，何首乌18g，鸡血藤15g，肉桂10g，防己20g。

服药两剂后，气短、腹胀等症好转，尿量增加。继服10剂后，腹水消失，下肢浮肿亦大部分消退，食欲增加，并可下地走动。去防己之苦寒，加茯苓之甘淡利水，服药30剂后，以上症状大部分消失（李士懋《相濡医集》）。

按：从以上四诊可知，本案肝硬化腹水既有气短神疲之气虚，也有面青紫暗、舌紫之血瘀，还有指趾厥冷之血虚，腹水显然为水饮停蓄证，故用补气血、利水饮、化瘀血之剂而取效。前医用过真武汤、实脾饮、疏凿饮子、十枣汤等方为何不效呢？疏凿饮子、十枣汤均为攻逐水饮之峻剂，有伤正气之害，运用确属不当；真武汤、实脾饮为温脾补肾、利水除湿之剂，看似主治方向不错然仍无效，故需结合脉诊仔细分析。

总之，临床上遇到代脉，首先要辨别至数，次辨有无根底及有无胃神根。"以五十不止身无病，数内有止皆知定"。除元气衰败无救之外，还有脾气脱绝也属难治，正如李中梓所说："代主脏衰、危恶之候，脾土败坏，吐利为咎；中寒不食，腹疼难救。"

附歌诀

体状诗：动而中止不能还，复动因而作代看。病者得之犹可疗，平人却与寿相关。

相类诗：数而时至名为促，缓止须将结脉呼。止不能回方是代，结生代死自殊涂。

主病诗：代脉元因脏气衰，腹痛泄痢下元亏。或为吐泻中宫病，女子怀胎三月兮。

五十不止身无病，数内有止皆知定。四十一止一脏绝，四年之后多亡命。

三十一止即三年，二十一止二年应。十动一止一年殂，更观气色兼形证。

两动一止三四日，三四动止应六七。五六一止七八朝，次第推之自无失。

第二十八节 大脉

一、大脉之象

大脉脉体庞大，大于常脉一倍，应指满溢，重按似力减。前人形容此脉为"肥""横"。

二、大脉构成要素与辨析

大脉是一个单因素脉，即脉体粗大。《素问·脉要精微论》云脉"粗大者，阴不足，阳有余，为热中也"。其将粗与大并提，说明大脉与脉形的粗细相关。然而《脉经》中的二十四脉中却没有提及大脉。李时珍《濒湖脉学》的二十七脉之中也没有大脉。《脉经》中虽未列举大脉之名，但是《脉经》中多次出现关于大脉的描述，如"寸口脉洪大，胸胁满""关上脉浮而大，风在胃中，张口肩息，心下澹澹，食欲呕"。另外《脉经·迟疾短长杂脉法》云："脉前大后小，即头痛目眩；脉前小后大，即胸满短气。"此处的"大小"明显是指脉形的宽窄，所以王叔和对脉形的宽窄是有清楚认识的。只是在脉诊归纳中没有单独提及而已，而是将"大"作为一个脉象因素反复提到，如"芤脉，浮大而软""洪脉，极大在指下""实脉大而长"等。

三、大脉原理与临床诊断意义

1.邪盛之病

邪气盛则实，正气抗邪，可应于寸关尺、浮中沉各部位，在何部候之独大，断为何部的邪气盛，正邪搏斗，区域扩大，故脉形阔大而粗壮，应指有力，内之正气多外出抗邪，内部相应空虚，故重按似力减。《素问·脉要精微论》云："大则病进。"《伤寒论》第189条云："伤寒三日，阳明脉大。"

2.正气大亏

正气大亏之所以会出现大脉，是因为此时人体最基本的功能已经很难维持，身体为了维持自身生命过程得以延续，有时不得不动员残存的一切正气至全身来维持各项重要功能，这就导致平时较为潜藏的充实浮越于身体表里，故出现脉大一类的反强现象。

《金匮要略》云："脉大为劳。"虚劳引起的大脉一般兼有虚象，例如脉浮大中空，此非指芤脉。芤脉也浮大中空，但按之左右略弹指，而虚劳引起的虚大脉，一点也不受按，脉管整体没有力度。

四、临床应用

何某，男，36岁，2012年5月7日初诊。

主症：反复咳嗽、痰鸣5年余。患者5年多来每到夏天即咳嗽、喘气、痰鸣不止，经多方治疗，症状未减。西医诊为支气管哮喘。除一部分食物不过敏外，几乎对所有的花粉、香料、衣物及鸡蛋、牛奶、面条等都过敏。刻诊：咳嗽、气喘、痰鸣、乏力、纳呆、头昏目眩、口干咽燥、汗出全身、怯寒、舌淡红、苔薄白腻，脉象虚大弦数。

析脉：弦虚大并见，主气阴不足；弦数脉多主饮郁肝热，综合脉证，辨为痰饮内伏，气阴不足，木火刑金。

治法：补气阴，温肺化饮，疏肝泻火。

处方：黄芪18g，桑白皮10g，地骨皮10g，紫菀10g，党参12g，茯苓15g，柴胡10g，法半夏15g，知母10g，生地黄12g，白芍12g，麦冬10g，肉桂6g，北细辛6g，炙甘草6g。5剂，水煎服，1日1剂。

2012年5月14日二诊：服上方后哮喘大减，继服原方7剂。

药后咳嗽、喘气、痰鸣俱止，后以柴芍六君子汤加减以善后。

按：多数医家将大与洪视为一脉，洪即大。实际上临床所见大脉与洪脉是有区别的。本医案的大脉即单因素的脉体大，无洪脉的来势汹涌之感。大脉只强调脉体阔大而有力，不强调脉位浮沉。洪脉应兼浮，且脉之搏幅亦大，脉来势状若波涛。

第二十九节　浊脉

一、浊脉之象

浊脉之象为指下呈现整个脉道内混浊如泥浆，充盈有力。

当今，人们的物质生活非常丰富，食肉过多，鸡蛋、牛奶每天不离，导致很多人体内痰湿之邪很重，出现浊脉的概率比三四十年前多得多。浊脉在临床诊疗中非常重要。有的痰邪、湿邪单从症状、舌象是反映不出来的，只现于脉象。如果临证不重视脉象，或不知道浊脉的存在，邪之不去，病何以会好呢？

历代脉学著作中有关浊脉的记载所见不多，宋朝以前基本没有脉学著作提及此脉，最早的脉学著作为《太素脉》。

《太素脉》事实上并不是医学概念上的脉学，它是一种被用作算命及预言祸福的"占验"手段并以诊脉为方法。

明代医家张介宾认为："人禀天地之气以生，不能无清浊纯驳之殊……禀之浊者，血气浊而脉来亦浊，浊则脉形不清，至数混乱……"这里张介宾就浊脉的描述有三个脉要素，一是脉形不清，二是至数模糊，三是气血浊。其与本书中所指的浊脉有本质的不同。

明代医家吴崑认为：浊脉脉形散涩，至数模糊。他认为，浊脉的脉形是散脉与涩脉的兼脉。

清代张璐认为："……浊脉者，重浊洪盛，腾涌满指，浮沉滑实有力，不似洪脉之按之软阔，实脉之举之减少，滑脉之往来流利，紧脉之转索无常也。浊为禀赋浑浊之象。经云：受谷者浊……若素不甚重浊，因病鼓盛者，急以攻发以泻其邪。若平昔重浊，因病而得之此脉，此气血凝滞、痰涎胶固之兆，不当以平时涩浊论也。"张璐论述的浊脉与《全息脉》中的浊脉有相似之处，但两者脉象所主的意义完全不同。我们反对将脉象神化或用于"占验"，这是糟粕。但临床上诊脉对于高脂血症及其并发症的诊断有特异性这是事实。浊脉出现表示体内痰浊、湿邪甚，对指导用药有很大的意义。

二、浊脉构成要素与辨析

浊脉是指血液中有形成分增加，而导致脉质浑浊，为单因素脉。浊脉绝大多数皆有力，但也有极少数浊脉脉力差、虚实相兼。浊脉的构成要素为：①脉管内混浊如泥浆。②居于浮、中、沉三位。

三、浊脉原理与临床诊断意义

痰甚，湿阻。经云"受谷者浊"。意思是说，饮食过量则脉浊。浊脉是痰湿甚引起的血脂高的主要脉象，与饮食厚腻、消耗元气有关。浊脉主要见于高脂血症，也可见于高尿酸血症、血红蛋白增多症。

四、临床应用

医案1

张某，男，56岁，2015年6月2日初诊。

主症：干咳、胸闷1年余，余无不适。重庆市某医院CT示：双肺中上部间质炎变。诊为双肺间质性肺炎。口服西药效差。后又在院外口服中药两月余，效不佳。舌红，苔薄白，脉右浊、劲。

析脉：浊脉主痰甚，劲脉主热，综合判断，痰火壅于上焦，阻遏焦膜气机，影响肺的宣降，故干咳、胸闷。

治法：祛湿、化痰、清火。

处方：枳实10g，黄芩6g，竹茹12g，陈皮15g，法半夏15g，茯苓15g，丝瓜络12g，炙甘草6g，麦冬12g，牡丹皮10g，制天南星15g，瓜蒌壳10g，郁金10g。7剂，水煎服，1日1剂。

2015年6月10日二诊：服上方后干咳症减，胸略闷，余症同前。上方加九节菖蒲6g，7剂。

此方加减治疗近5个月，干咳、胸闷止，复查CT示双肺间质炎变消失。

医案2

杨某，女，50岁，2018年6月27日初诊。

主症：胃隐痛不适1月余，上中腹隐痛，痞硬，两胁痛，大便稀溏，易生气急躁，咽喉异物感，精神差，平素喜吃生冷之物，但食后胃不适加重。舌略红，苔中根白腻，脉浊沉弱，左关沉略弦。

析脉：浊脉主湿甚，沉弱主气不足，左关沉弦为肝气郁结。

治法：祛湿、补气、疏肝。

处方：太子参15g，法半夏15g，柴胡10g，生麦芽15g，茯苓15g，小茴香10g，佛手10g，玄胡6g，炙甘草6g，藿香20g（后下）。7剂，水煎服，1日1剂。

2018年7月11日二诊：药后胃痛减轻，痞硬、胁痛减，眠略差，咽梗阻，疲倦，舌淡红，苔白腻，脉浊，沉弱。

处方：黑附片30g（先煎1.5小时），法半夏15g，陈皮10g，藿香15g（后下），射干6g，茯苓15g，菖蒲12g，五灵脂10g，蚕沙12g，南沙参30g，生姜15g。7剂，水煎服，1日1剂。

2018年7月18日三诊：大便时干时稀，上中腹不适、略胀，按压稍痛，眠差，偶尔气短，乏力，吹空调后咽痛，脉浊沉弱。

处方：黑附片36g（先煎1.5小时），法半夏15g，陈皮15g，藿香20g（后下），茯苓20g，乌贼骨15g，生姜30g，苍术15g，五灵脂15g。7剂，水煎服，1日1剂。

2018年7月25四诊：胃痛不适明显好转，身体散在紧绷感，口黏好转，急躁后胸胁不适减轻，疲倦好转，入睡稍困难，纳可。舌淡红，苔薄白腻，脉略沉，左关略弦。

处方：黑附片36g（先煎1.5小时），法半夏15g，陈皮15g，藿香20g（后下），茯苓20g，小茴香12g，生姜20g，苍术12g。7剂，水煎服，1日1剂。

2018年8月1日五诊：诸症均好转，略纳差，大便可，舌淡红，苔薄白腻，脉濡。

处方：党参15g，炒白术12g，茯苓15g，陈皮10g，法半夏12g，砂仁10g，炙甘草6g，炒二芽18g。7剂，水煎服，1日1剂。

按：案1脉浊、劲，单从干咳来看，临床多以燥咳立论，但此案干咳为痰火壅滞上焦，因痰湿不在肺泡、支气管而在肺间质，故干咳，如果不依浊脉主痰这一主要提示，则很难治愈此病。案2的浊脉为湿邪阻滞气机，经过3周左右治疗，浊脉消除，脾虚湿甚的病因病机祛除，故胃痛不适之症消除。随着社会物质生活的丰富，患痰湿体质的人非常多。中医学认为，"百病多痰""怪病多痰"，单从舌象、症状上观察，痰湿的情况很少，除非舌苔腻、患者诉咳嗽痰多、身上长包等。临床主要从脉诊上辨别有无痰湿，主痰的两个主脉第一个是浊脉，第二个是滑脉。但是浊脉主痰湿相对单一，诊断价值极高，而滑脉主病则存在多样性。滑脉除主痰湿外，还主热犯气分、食积生热、孕妇及正常人等。

第三十节　劲脉

一、劲脉之象

劲脉之象为中位明显，沉取时力度比中位更强，略弹指。如果将正常脉力比喻为5个脉力单位，那么实脉为6个脉力，劲脉比实脉脉力更强，为7~8个脉力。劲脉与旺脉的脉象区别是：①旺脉脉位偏浅一些，劲脉偏深一些。

②劲脉脉力略强于旺脉，略弹指。

二、劲脉构成要素与辨析

劲脉也为复合脉之一，是临床很常见的脉象。劲脉主要构成：①脉多见于沉中位。②脉力强甚。③有上浮之势。

三、劲脉原理与临床诊断意义

1.火旺热燥

火旺热燥可见于六气化火、五志过极化火以及痰饮、瘀血、湿浊等蕴而化火化燥、火热逼迫脉管弛张上浮。

2.肝阳上亢，高血压甚则脑出血

"阴平阳秘，精神乃治"。生命的正常运行是"阳秘乃固"。阳气不潜藏，就浮躁异常。"阳气者烦劳则张"，阳气弛张过度，脉象多表现为躁动不宁，常常出现劲脉。劲脉过甚，出现摸脉的手指都上弹的话，往往为脑出血前兆。

四、临床应用

医案1

何某，男，63岁，2019年11月12日初诊。（电话遥诊）当时我在上海参加国家中医药管理局举办的全国第四批优秀中医人才强素养培养班。患者儿子电话告知，其父亲在某县医院住院治疗近1个月，之前也曾在重庆市某三甲医院住过院，咳嗽、全身浮肿越来越重，不能平卧，背冷少汗，小便黄，纳差，眠极差，舌淡红略胖，苔薄白腻，患者本人想放弃治疗。因未亲诊患者，故先开个较温和的方剂，予杏苏散合三拗汤合葶苈大枣泻肺汤加减。

处方：杏仁12g，苏叶12g（后下），法半夏15g，陈皮12g，麻黄6g，茯苓18g，前胡12g，枳壳6g，桔梗6g，生姜3片，葶苈子15g，大枣12g，北细辛6g。3剂，水煎服，1日1剂。

不料3剂药服完后，咳嗽大减，身肿、腹肿（心肌炎、心衰引起的腹水）略为减轻。后又将原方再服3剂。

2019年11月23日二诊（笔者已回到重庆）：患者步入诊室，诉咳嗽、身肿比住院前皆好转，乏力，稍汗出，略恶寒，动则喘气、咳嗽，纳食增，已能入睡2~3个小时，小便黄，大便略干，舌淡略胖，苔薄白腻，脉左寸关尺皆浮紧劲。

析脉：浮紧主寒饮闭表，劲主火热郁亢，心、肝、肾、膀胱皆被寒饮阻滞，郁而化火，导致三焦气机失常，水液失调，故现身肿、咳喘。

治法：表里同治，散寒化饮清热。

处方：桂枝20g，厚朴15g，黄芩6g，苍术15g，茯苓20g，小茴香12g，陈皮15g，大腹皮15g，黄芩6g，生姜30g，菖蒲15g，山楂15g，炙甘草6g。3剂，水煎服，1日1剂。

2019年11月27日三诊：服上方后喘气、身肿、腹肿进一步减轻，脉已无浮弦劲象，转为六脉略沉弱，舌淡红略胖，苔薄白。

治法：温阳，利水，补气。

处方：制附片15g（先煎1.5小时），炒白术15g，茯苓15g，白芍15g，红参10g，黄芪18g，生姜15g。7剂，水煎服，1日1剂。

后以参芪真武汤加减治疗近3个月，肿消，喘止，一切正常。

医案2

袁某，男，52岁，2016年6月9日初诊。

主症：头昏、眠差6年余，无口干口苦，二便可，不恶寒，汗多，不乏力，舌平，六脉劲浊。血压180/95mmHg。

析脉：劲为肝阳上亢，浊脉主痰甚，此皆为有实无虚之脉。

治法：平肝潜阳，化痰浊。

处方：天麻20g，钩藤15g（后下），牛膝12g，石决明24g（先煎），夏枯草15g，陈皮15g，法半夏15g，制天南星15g，茯神24g，炙甘草6g。7剂，水煎服，1日1剂。

2016年6月18日二诊：药后感觉整个身体较之前轻松，头昏略减，眠仍差，血压略降，168/85mmHg。上方加龙骨20g，牡蛎18g。7剂，水煎服，1日1剂。

2016年6月20日三诊：药后头昏减，眠好转，血压162/85mmHg。上方减夏枯草，加杜仲15g，7剂。

后以上方加减出入两月余，血压恢复正常，135/80mmHg，再以杞菊地黄丸和礞石滚痰丸交替服用3月余，1年后随访，血压维持在正常范围。

按：案1为劲主火热燥甚，经解郁化燥清热，脉象之劲很快消除，故转用他法治疗。正所谓病机变则法变，方药亦变。案2为脉劲主肝阳上亢，经较长时间治疗后，血压恢复正常，症状缓解。劲脉主火热燥甚，又主肝阳上亢，那么如何区别呢？体内火热之邪用药祛除后，脉还有劲象就表明肝阳上亢，或者血压高。也就是说，真正的火热之邪易除（一切虚火除外，但虚火很难见到劲脉），而肝阳上亢之高血压非短期内能除。

第三十一节　旺脉

一、旺脉之象

浮取明显，中取时比正常脉的力度更强。假设正常脉力为5个脉力单位，旺脉的脉力浮取超出正常达6~7个。

二、旺脉构成要素与辨析

旺脉是一个复合脉，非单因素脉，是临床常见的脉象。①旺脉多居于浮位、中位。②脉力比正常脉强。③有上浮之势。

三、旺脉原理与临床诊断意义

1.主火主热

气分之热称为郁热，火热促使脉气运动上亢，故现旺脉。旺脉常与弦、紧脉相兼，弦旺、紧旺脉常常主寒湿郁热。当今社会，人们贪凉饮冷，又喜食辛辣，特别是重庆、四川、武汉等居住潮湿之地弦旺、紧旺之脉更常见。

2.阴虚

阴液不足，阴不敛阳，阳气上浮甚者也会出现旺脉。

3.肿瘤

特别是头颅内的一些肿瘤，在双寸脉或一侧寸脉常可出现旺脉。

总之，在临床中，旺脉以火热之邪为主要因素，远比阴虚、肿瘤的比例大得多。

四、临床应用

医案1

陈某，男，62岁，2019年7月3日初诊。

主症：胃痛4月余，某医院诊为慢性胃炎，服西药两个月效果不佳。刻诊：胃痛，无胃胀，无泛酸、嗳气，无口干口苦等，纳可，汗出正常，眠略差，二便可，不乏力，舌淡白，苔薄白腻，脉右关弦旺。

析脉：弦脉主寒主饮，旺脉主热，右关属胃，弦旺相结合多主寒饮郁热，综合脉象判断乃寒饮郁热于胃无疑。

治法：祛寒化饮清热。

处方：藿香18g（后下），厚朴10g，茯苓15g，陈皮12g，黄芩6g，五灵脂12g，乌贼骨12g，法半夏12g。3剂，水煎服，1日1剂。

半年后陪家属前来看病，诉服药3剂后，胃痛愈，余无不适。

医案2

谢某，女，42岁，2014年9月2日初诊。

主症：反复失眠3年余，每夜能入睡2~4小时，略心烦，口不苦，略恶寒少汗，纳可，乏力，小便略黄，大便正常，余无不适。长期口服镇静类西药及中成药效果差。舌淡红，苔薄白，脉左关弦旺、左尺中取紧。

析脉：左尺中取紧主膀胱经受寒，左关弦旺主肝经郁热，足厥阴肝经与手厥阴心包经经气互通，郁热上扰心神，故失眠。

治法：解表散寒，略清郁热。

处方：桂枝18g，苍术15g，茯神15g，法半夏15g，小茴香12g，牡丹皮10g，陈皮15g，生姜20g，生山楂12g，厚朴12g。2剂，水煎服，1日1剂。

2014年9月5日二诊：服上方后恶寒除，全身得微汗，睡眠质量稍增，能比之前多入睡2小时，左尺脉中取紧象消除，左关弦旺。

处方：柴胡12g，黄芩6g，法半夏12g，牡丹皮10g，炒栀子6g，合欢皮15g，炙甘草6g，大枣15g，生姜15g，淡豆豉15g。7剂，水煎服，1日1剂。

2014年9月13日三诊：服上方后睡眠大有好转，能入睡5个小时左右，乏力较前好转。上方加减治疗两月余，失眠症消。

按：从以上两个案例可以看出，虽然病情不同，但是皆有火热郁闭在里的病因病机，且两个病案的热象从症状上看皆不太明显，特别是医案1，皆是从旺脉主热主火这一脉象机理去析脉开方的，笔者在临床中将旺脉主火主热运用于临床各科疾病，皆取得了不错的疗效。

附篇　古今中医脉籍要点选编

《实践脉学》

补正四言脉诀

四言脉诀，在医界影响颇大，尤便于入门者诵习，所以流传已广。今为理解与诵习脉学并举，故撰此"补正四言脉诀"。

揆之"脉诀"，肇始于汉张仲景《平脉法》，但字句以四言为多，参差不齐者亦不少见，须待修剪整齐。宋崔嘉彦畅其义，始著《四言脉诀》，明李言闻删补，李仕材更加删补，并加注释。清冯楚瞻、吴谦、黄宫绣等再加补纂新编，但仍未臻完美。其中尤多差谬不切之处，恐谬种流传，导致少年习诵，白首不悟，使脉学成为绝学难知。今取李仕材《新著四言脉诀》为蓝本，复为增删补正，辅助初学者诵习之用。

脉为血脉，百骸贯通；大会之地，寸口朝宗。

此指出心主血脉，通过肺朝百脉，所以定诊于寸口。

诊人之脉，令仰其掌；掌后高骨，是名关上。

关前为阳，关后为阴；阳寸阴尺，先后推寻。

此指明寸关尺三部之定位法。

左寸沉心，浮取小肠；中央直者，包络厥阴。

左关浮胆，沉候肝阴；中央直者，肾膀二经。

左尺沉肾，浮候膀胱；中央直者，金经主生。

右寸沉肺，浮取大肠；中央直者，脾胃二经。

右关浮胃，沉乃候脾；中央直者，小肠三焦。

右尺沉命，浮是三焦；中央直者，肝胆二经。

五脏为阴，必候于沉；六腑为阳，必候于浮。中央直者，为十二经通行之路，故候十二经生长阴阳脏腑之气化。

男子之脉，左大为顺；妇女之脉，右大为顺。

男尺恒虚，女尺恒盛。

左为阳，右为阴；寸为阳，尺为阴。男子属阳，阳得阳位为顺；妇女属阴，阴得阴位为顺。顺则百顺，病痛亦无。

外感左诊，内伤右诊。左名人迎，右名气口。

《脉经》所谓左为人迎，右为气口，人迎紧盛为伤寒，气口紧盛为伤食，皆与实践相合，义详中篇"别外感与内伤"。

命门与肾，同诊尺部，人无二脉，多死难救。

此指脉无水火之根，多死难救，即阴阳告竭之义。

脉有七诊：曰浮中沉，上下左右，七法推寻。

浮候腑，沉候脏，中候经气。上者寸前一分，以候咽候首面；下者尺下一分，以候少腹腰股膝胫脚。左者左手，右者右手，加起来号称"七诊"。但《内经》之"七诊"与此不同，名谓"独大、独小、独寒、独热、独迟、独疾、独陷下"，又号称"七独"。

又有九候，曰浮中沉，三部各三，合而为名。每部五十，方合于经。

此即寸关尺，浮中沉，每部各三候，三乘三得九候。每部候五十动，出自《难经》，是五脏气血足与不足之候法。

五脏不同，各有本脉；左寸之心，浮大而散。

右寸之肺，浮涩而短；肝在左关，沉而弦长。

肾在左尺，沉石而濡；右关属脾，脾象和缓。

右尺相火，与心同断；心肺虽浮，根在沉中。

心肺在上焦，象日与月，故脉在浮分与小肠大肠脉合，总现金与火之象，但必须沉候有根，始可定为心肺之脉，不然纯以小肠大肠论。此是脏腑相合脉象，表现比较特殊。

若夫时令，亦有本脉；春弦夏洪，秋毛冬石。四季之末，和缓不忒。

血脉管亦随气候变化而热胀冷缩，所以有如上之变化。

太过实强，病生于外；不及虚微，病生于内。

外因六气，内因七情。外邪入侵，正气抗邪，正邪搏斗，脉多实强，如实、大、洪、滑、弦、长等太过脉多现；内因七情所伤，与御外侮无多大关系，弱处暗耗、内耗，所以脉现虚、散、细微之类。

四时百病，胃气为本。

胃为水谷之海，得食则生，失食则亡。五脏六腑，身躯百骸，靠其资养，后勤不乏，则脉得和缓调匀，是有胃气。

凡诊病脉，平旦为准，虚静凝神，调息细审。

平旦饮食未进，气血未乱，经脉调匀，可诊太过不及之脉。医家应虚静凝神指下，调好气息，细审脉病之根源。

一呼一吸，合为一息。脉来四至，平和之则。

五至无疴，闰以太息。三至为迟，迟则为冷。

六至为数，数即病热。转迟转冷，转数转热。

医生之一呼一吸合为一息，脉来四至，乃平和有胃气之脉。但气息每每不能过于匀适，往往在三五息之中有一稍长之太息，与闰年相似，此则脉来五至，此皆以无病论。三迟六热，以脉之迟数定寒热。

迟数既明，浮沉须别。虚实大缓，八提纲脉。

首别阴阳，定为总纲。有力为阳，无力为阴。

浮数为阳，沉迟为阴。脉不属阳，便属于阴。

或兼阴阳，别无所属。定为总纲，理路分明。

此明阴阳为总纲，浮、沉、迟、数、虚、实、大、缓为提纲八脉。

八提纲脉：

浮表沉里，迟寒数热，虚虚实实，邪大正缓。

提出浮、沉、迟、数、虚、实、大、缓八脉为纲，分别代表表、里、寒、热、虚、实、邪、正八纲。下则以纲代目，纲举目张。

浮脉法天，轻按可得。泛泛在上，如水漂木。
无力为芤，有边无中。芤弦合革，如按鼓革。
散来迟大，水上扬花。共计四脉，列入浮纲。
以上是浮纲所括之四种脉象。

沉脉法地，如石在水。沉极则伏，推筋至骨。
有力为牢，大而弦长。共计三脉，列入沉纲。
以上是沉纲所括之3种脉象。

迟脉属阴，一息三至。迟偶一止，其名为结。
迟止有常，应作代看。共选三脉，列入迟纲。
以上是迟纲所括之3种脉象。

数脉属阳，一息五至。有力为紧，切绳相似。
数如豆粒，动脉何疑！数时一止，那就是促。
共是四脉，数纲列入。
以上是数纲所括之4种脉象。

虚脉属阴，三候如绵。沉而无力，弱脉是全。
浮细为濡，如绵浮水。细薄成微，似有似无。
迟细为涩，轻刀刮竹。细小皆同，状若蛛丝。
不及本位，短脉可考。共是七脉，列为虚纲。
以上是虚纲所列之7脉。

实脉属阳，长大坚强。往来流利，滑脉之象。
过于本位，长脉迢迢。洪如涌浪，来盛去悠。
状似弓弦，弦脉形状。共计五脉，实纲可详。
以上是实纲5脉。

大则病进，独立邪纲。状若洪脉，其形阔大。

以上是邪纲脉。

缓脉悠扬，独占正纲。脉来四至，从容可靠。
以上是正纲脉。

一脉一形，各有主病。脉有相兼，还须细订。

明一脉之形象，必有一脉所主之病。有兼见之脉象，即有兼见之症，可细究其兼见之脉，其兼见之症随出。

浮脉主表，腑病所居。有力为风，无力血虚。
浮迟表冷，浮数风热。浮紧风寒，浮缓风湿。
浮虚伤暑，浮芤失血。浮洪虚火，浮微劳极。
浮濡阴虚，浮散虚剧。浮弦痰饮，浮滑痰热。
以上是浮纲之兼脉定证大概。

沉脉主里，脏病所居。脏阴多寒，病列五积。
有力痰食，无力气郁。沉迟虚寒，沉数热伏。
沉紧冷痛，沉缓水蓄。沉牢痼冷，沉实热极。
沉弱阴虚，沉细虚湿。沉弦饮痛，沉滑食滞。
沉伏吐利，阴毒积聚。
以上是沉纲之兼脉定证大概。

迟脉主脏，阴冷相干。有力为痛，无力虚寒。
迟缓湿痹，迟涩血伤。迟结寒郁，迟代脏绝。
迟滑食积，迟实火郁。迟弦寒饮，迟短寒痞。
以上是迟纲之兼脉定证大概。

数脉主腑，主吐主狂。有力实热，无力阴虚。
数疾热极，滑数痰饮。寸必吐逆，左关风痰。
右关主食，尺为蓄血。紧主寒痼，须分表里。

阳盛则促，肺痈热毒。动主搏击，阴阳不调。
阳动汗出，为痛为惊。阴动则热，崩中失血。
洪数热积，其伤在阴。滋清并举，脉静则生。
以上是数纲之兼脉定证大概。

虚主诸虚，血气空虚。虚微气衰，其损在阳。
阳微恶寒，阴微发热。细则气衰，阴血不足。
虚细阴虚，弱细阳竭。虚寒相搏，其名曰革。
男子失精，女子漏血。若见脉代，真气衰绝。
脓血症见，大命必折。伤寒霍乱，跌打闷绝。
疮痈痛甚，女胎三月。
以上是虚脉提纲之兼脉定证大概。

实主诸实，血气壅结。浮实表实，沉实里实。
弦则主饮，木侮脾经。阳弦头痛，阴弦腹疼。
长则气治，短则气病。滑缓阴足，洪大邪热。
更有寒结，亦属实证。阴盛则结，疝瘕癥积。
以上是实纲之兼脉定症大概。

大则病进，脉必有力。大而无力，阴虚火旺。
以上是邪纲大脉的具体诊法。

缓主无病，悠扬和缓。若还怠缓，湿中脾经。
以上是正纲缓脉的具体诊法。

脉之主病，有宜不宜。阴阳顺逆，吉凶可寻。
病有阴阳，脉亦有阴阳，顺应则吉，逆见则凶。下述脉证相应与否，总不出乎阴阳顺逆之理。

中风之脉，却喜浮迟。坚大急疾，其凶可知。
类中因气，身凉脉虚。类中因痰，脉滑形肥。
类中因火，脉数面赤。类中因厥，上盛下虚。

风有真中类中之别。真中虽属实症，但亦由虚所招，故脉喜浮迟，与病人之虚相合为顺；如脉坚大急疾，主邪过盛正太虚，则为逆，很难治疗。类中非真中风，是火、气、痰和阴虚阳亢过盛所来，故脉证治法皆不同。

伤寒热病，脉喜浮洪。沉微涩小，症反必凶。
汗后脉静，身凉则安。汗后脉躁，热盛成灾。
始自太阳，浮紧而涩。及传多变，名状难悉。
阳明脉大，少阳则弦。太阴入里，沉迟必兼。
及入少阴，其脉自沉。厥阴热深，脉伏厥冷。
阳证见阴，命必危殆。阴证见阳，虽困无害。
中寒紧涩，阴阳俱紧。法当无汗，有汗命殒。

以上是伤寒热病之脉证是否一致，以定吉凶之例。阳证见阴，则正气已衰竭，无以抗邪，故命必危殆；而阴证见阳，主邪有外出之征兆，故虽困无害。中寒脉紧涩无汗为正气充足，有汗乃精气外泄，邪盛正衰，凶危立见。此专指伤寒而言，若内伤又当别论。

伤风在阳，脉浮而滑。伤风在阴，脉濡而弱。
六经同伤，脉弦而数。阳不浮滑，反濡而弱。
阴不濡弱，反浮而滑。此非风寒，乃属风湿。
若止濡缓，或兼细涩。此非风湿，又属湿着。

以上是伤风、风湿、湿着三者脉象区别。

阴阳俱盛，热病之征。浮则脉滑，沉则数涩。
中暑伤气，所以脉虚。或濡或细，或芤或迟。
脉虽不一，总皆虚类。

以上是热病与中暑脉象之区别。

瘟脉无名，变见诸经。脉随症见，不可指定。

瘟疫之邪伏募原，出没无时，其脉变换不定，只好随其所见之脉与证，结合疫邪之浅深而治之。

疟脉自弦，弦数者热。弦迟者寒，代散则绝。

疟为风暑之邪，客于风木之府，脾失转输，不能运水谷之精微，遂多痰饮，故脉弦，并以迟数分寒热。若见代散之脉，元气已绝，其病何能为力。

风寒湿气，合为五痹。浮涩与紧，三脉乃备。

脚气之脉，其状有四。浮弦为风，濡弱为湿。

迟涩为寒，洪数为热。痛非外因，当于尺取。

滑缓沉弱，随脉酌治。

五痹脚气多为风寒湿所成。惟脚气病非外因，当于内求，脉或滑，或缓，或沉，或弱，随其虚实酌治。

劳倦内伤，脾脉虚弱。汗出脉躁，治勿有药。

劳极诸虚，浮软微弱。土败双弦，火炎脉数。

内伤脉反，最为难治，脉顺则易治。

痞满滑大，痰火作孽。弦状中虚，微涩衰薄。

胀满之脉，浮大洪实。沉细而微，岐黄无术。

水肿之症，有阴有阳。阴脉沉迟，阳脉洪数。

浮大则生，沉细勿药。五脏为积，六腑为聚。

实强可生，沉细难愈。黄疸湿热，洪数偏宜。

不妨浮大，微涩难医。

痞、胀、水肿、积聚、黄疸皆属有形之实证，故脉喜实大洪数。而沉微细小脉见，则元阳已败，何能为力。

郁脉皆沉，甚则伏结。或代或结，知是郁极。

胃气不失，尚可调治。气痛脉沉，下手便知。

沉极则伏，涩弱难治。亦有沉滑，是气兼痰。

心痛在寸，腹痛在关。心腹之痛，其类有九。

迟细速愈，浮大延久。两胁疼痛，脉必双弦。

紧细而弦，多怒气偏。沉涩而急，痰瘀之愆。

疝属肝病，脉必急弦。牢急则生，弱急则死。

腰痛之脉，必沉而弦。沉为气滞，弦损肾元。

兼浮者风，兼紧者寒。濡细则湿，湿则闪挫。

头痛之病，六经皆有。风寒暑湿，气郁皆侵。

脉宜浮滑，不宜短涩。

以上是郁证、气证、痛证之脉象。内伤以沉为主，外感以浮论别，并以兼脉兼症。须候元气之盛衰，确定易治难治之分别。

呕吐反胃，浮滑者昌。弦数紧涩，结代者亡。

饱逆甚危，浮缓乃宜。弦急必死，代结促危。

吐泻脉滑，往来不匀。泻脉必沉，沉迟寒侵。

沉数火热，沉虚滑脱。夏月泄泻，暑湿为殃

脉与病应，缓弱是形。微小可生，浮弦则死。

霍乱之候，脉代勿讶。迟微厥逆，是则可嗟。

泄泻下痢，沉小滑弱。实大浮洪，发热则恶。

吐乃脾胃气逆，即土中吐物之义，脉见浮缓、浮滑则脉证相合，相合为顺，顺则易愈。如土败木贼，是为危候，以此理推之则得。

嘈杂嗳气，审右寸关。紧滑可治，弦急则难。

吞酸之脉，多弦而滑。沉迟是寒，洪数多热。

痰脉多滑，浮滑兼风。沉滑兼寒，数滑兼热。

弦滑为饮，微滑多虚。滑而兼实，痰在胸膈。

结芤涩伏，痰结中脘。

嘈杂嗳气本属脾气不运，故切忌弦急之脉，恐木来克土。吞酸有寒有热，随症所见以为分别，而以沉迟洪数分之。痰脉因不一端，总以滑是本象，随所兼之脉象以定性质。

小便淋秘，鼻色必黄。实大可疗，涩小知亡。

遗精白浊，当验于尺。结芤动紧，二症之的。

微数精伤，洪数火逼。亦有心虚，左寸短小。

脉迟可生，急疾便夭。便结之脉，迟伏勿疑。

热结沉数，虚结沉迟。若是风燥，右尺浮起。

淋秘乃实证，故见虚脉主死。遗精白浊是阴虚之病，故忌讳急疾火极阴竭之脉。便结是里气不通，脉应迟伏，并以兼见脉分风寒湿热。

咳嗽多浮，浮濡易治。沉伏而紧，死期将至。

喘息抬肩，浮滑是顺。沉涩肢寒，定为逆证。

咳嗽是肺疾，脉浮应肺气从下上伸；需主病气退，故曰"易治"。若沉伏而紧是邪气内伏深痼，肺气已不上伸，故曰"死期将至"。喘病无非风痰上涌，故以浮滑为顺，反之则非吉兆。

火热之脉，洪数为宜。微弱无神，根本脱离。

三消之脉，数大者生。细微短涩，应手堪惊。

骨蒸发热，脉数为虚。热而涩小，必损其躯。

痿因肺燥，必见浮弱。寸口若沉，发汗则错。

火热、三消、骨蒸皆属实证，以见实脉为顺。痿证是肺燥血亏，所以不宜发汗。

诸症失血，皆见芤脉。随其上下，以验所出。

脉贵沉细，浮大难治。蓄血在中，牢大则宜。

沉细而微，速愈者稀。

失血证见芤为正脉，但血止后又宜见沉细脉，如再见芤浮大脉，皆为逆证。蓄血为实证，脉则正好与失血证相反。

心中惊悸，脉必代结。饮食之悸，沉伏动滑。

癫乃重阴，狂乃重阳。浮洪吉象，沉急凶殃。

痫宜虚缓，沉小急实。若但弦急，必死不失。

悸证多因心气亏损，心血不继，所以脉必代结，即所谓闭锁不全。若有食物等压于血管而悸，脉现沉伏动滑。至于癫狂以见阳实之脉为顺。痫是虚证，故脉宜虚缓。癫狂痫三证，若脉见沉急，是病气入骨，主死难治。

耳病肾虚，其脉迟濡。浮大为风，洪动为火。

沉弱为气，数实为热。若久聋者，专于肾责。

暴病浮洪，两尺相同。或两尺数，阴虚上冲。

齿痛肾虚，尺脉濡大。齿痛动摇，尺洪火炎。

右寸关数，洪而且弦。非属肾虚，肠胃风热。

口舌生疮，脉洪疾数。若见虚脉，中气不足。

喉痹之脉，两寸洪盛。上盛下虚，脉忌微伏。

此明脉以定病位病性之实践。

中恶腹胀，紧细乃生。浮大为何，邪气已深。

鬼祟之脉，左右不齐。乍大乍小，乍数乍迟。

中毒洪大，脉与病符。稍或微细，必倾其身。

虫伤之脉，尺沉而滑。紧急莫治，虚细可怯。

中恶为阴邪，故脉宜紧细。鬼祟者出没不定，故脉不定。中毒为阳邪，故脉宜洪大。虫伤者，是虫伏于内，故脉得尺沉而滑，紧急则伤之过甚，阴阳将为之离决，虚细是元气衰，两者皆难治。

妇人之脉，尺宜常盛。右手脉大，亦属顺候。

尺脉微迟，经闭三月。气血不足，法当温补。

妇人尺脉，沉弱而涩。年少得之，无子之兆。

长大得之，血枯产绝。因病脉涩，有孕难保。

妇人以血为主，故尺宜常盛，而右手脉大，是气可统血。所以尺微主气血虚，尺迟又主寒，虚寒相得，其经必闭；沉弱而涩，乃血枯元阳衰蔽，故主无孕，既有之亦必小产。

崩漏不止，脉多浮动。虚迟者生，实数者死。

疝瘕之脉，肝肾弦紧。小便淋闭，少阴弦紧。

崩漏不止，已属血动不归，脉见实数，是火上加油，所以不宜。疝瘕主于肝肾，故肝肾弦紧，即是疝瘕之征。淋闭主于手足少阴，故少阴脉弦紧，亦是淋闭之见。

妇人有子，阴搏阳别。少阴动甚，其胎已结。

和滑而代，胎已二月。滑疾按散，胎必三月。

滑疾不散，五月可别。阳疾为男，阴疾为女。

女腹如箕，男腹如釜。

此以血气阴阳搏结为孕子女，验之于临床有百分之九十九的把握。

妊娠之脉，实大为宜。沉细弦急，虚涩最忌。

半产漏下，脉宜细小。急实漏绝，预兆不吉。

凡有妊娠，外感风寒。缓滑流利，脉象可佳。

虚涩躁急，其胎难保。胎前下利，脉宜滑小。

若见疾涩，其寿难保。

妊娠以血气足以养胎为主，脉见实大为宜；若沉细弦急涩为血气以离，故最忌。其他如半产、漏下、妊娠外感、下利等等，皆以血气足为准则。

临产之脉，滑数为宜。弦细数短，最属不利。

产后沉小，微弱相宜。急实洪数，岐黄莫医。

新产伤阴，血出不止。尺不上关，其命即死。

新产中风，热邪为殃。浮濡和缓，与病相当。

小急弦涩，顷刻身亡。

临产、产后、新产、产后风等证，均要审核脉证是否相宜，以定吉凶。

小儿之脉，六至为常。七至断热，五至伤寒。

浮则为表，沉则在里。脉乱无条，变蒸发热。

止有定期，半表半里。按法施治，沉疴必起。

3岁以上小儿，用此诊法。15岁以上者，则与成人之脉诊相同。

男子久病，当诊于气。脉强则生，脉弱则死。

女人久病，当诊于血。脉强则生，脉弱则死。

男子以气为主，右寸脉强，气未见损，故曰则生。女人以血为主，左寸脉强，则血未虚竭，故曰不死。

斑疹之脉，沉而且伏。火盛于表，阳脉浮数。

热盛于里，阴脉实大。痘疹弦直，或沉细迟。

汗后欲解，脉波如蛇。伏坚尚可，伏弦堪嗟。

斑疹毒未伸泄，脉见沉伏，仍以数实沉浮分表里清解。痘疹则最宜外出，切忌内伏，弦直细迟犹可升托，即伏不弦，犹可内解。若至伏弦，则毒内入已深，不能外出，所以堪嗟。至于脉波如蛇，乃弦直之变脉，将由半表半里战汗而解。

痈疽未溃，脉宜洪大。及其已溃，洪大始戒。

肺痈已成，寸数而实。肺痿之脉，数而无力。

肺痈色白，脉宜短涩。浮大相逢，气损血失。

肠痈实热，滑数可必。沉细无根，其死可测。

痈疽未溃，脓血内充，脉宜洪大，已溃则内部空虚，脉宜细小而虚，若反见洪大则凶。肺痈已成未多吐脓血，寸实为宜。肺痿本为肺叶焦枯，属阴虚则应脉数无力。肺痈吐脓血是内部转虚，面色宜白，脱血兼瘀，脉宜短涩。肠痈为实热所作，故以滑数为宜，否则皆凶危之象。

奇经八脉，不可不察。直上直下，三部皆沉。

中央坚实，冲脉昭昭。胸中有寒，逆气里急。

疝气攻心，支满失溺。

奇经八脉不在正经之列，故曰奇。直上直下即弦长之脉，三部皆沉即大气下陷，冲气上干之由，或曰胸中有寒。中央坚实即逆气里急、疝气攻心之脉象。支满、胀膹、失溺即冲脉之寒邪干手足少阴之象。

直上直下，三部皆浮。弦直而长，督脉可求。

腰背强痛，风痫为殃。

督脉属阳，故三部直上直下浮起，病皆风伤卫之象。

三部丸丸，紧细而长。男疝女瘕，任脉可详。

任脉属阴，有担任之义，故脉来三部丸丸而动。疝瘕皆寒邪入扰阴经之象。

寸左右弹，阳跷可决。或痛或疯，病苦在阳。

尺左右弹，阴跷可别。或痛或癃，病苦在阴。

关左右弹，带脉之讯。病主带下，腹胀腰冷。

阳在上，阴在下，阴阳相交是关居中。疯者筋缓而伸，癃者筋急而缩之象，左右弹乃紧之变脉，故所以三脉皆主寒，在阳者兼热。

左尺外部，斜上至寸。脉沉阴维，心痛失志。

右尺内部，斜上至寸。脉浮阳维，病苦寒热。

从左尺肾斜向心，是阴维之脉，尺外即由尺斜向大指，脉沉主里，寒邪冲心，故心痛失志。从右尺三焦斜向大肠，是阳维之脉，尺内即由尺斜向小指，脉浮主表，热邪冲肺，故苦一身寒热不能支持。

脉有反关，动在臂后。别由列缺，不干证候。

反关本于有生之初，非病脉也，故曰不干证候。其脉不行寸口，由列缺络入臂后手阳明大肠之经，以其不顺行于关，故曰反关。凡见关上无脉，须令病人复手以取之，法同正关脉候法。

经脉病脉，业已昭详。将绝之形，更当度量。

心绝之脉，如操带钩。转豆躁疾，一日可忧。

经曰：脉来前曲后居，如操带钩，曰心死。又曰：如循薏苡子累累然。两脉皆短实坚强，真脏脉出而胃气全无。又曰：心绝，一日死。

肝脉之绝，循刀责责。新张弓弦，死在八日。

全失胃气之弦脉如此。

脾绝雀啄，又同屋漏。一似流水，还如杯复。

四脉皆缺和缓之象，故曰绝。此中包括胃绝，经云："脾绝，四日死。"

肺绝为何？如风吹毛。毛羽中肤，三日而号。

皆有毛无胃气之象。

肾绝何如，发如夺索。辟辟弹石，四日而殁。

皆见硬石之弹动而无缓滑之象。

命脉将绝，鱼翔虾游。至如涌泉，莫可挽留。

命门是元阳之窟宅，元阳火衰、火冒之征，皆余炎已尽之象，此则概括心与大小肠在内。

《医宗金鉴》

清·吴谦

病脉顺逆歌

脉之主病，有宜不宜；阴阳顺逆，吉凶可推。

中风之脉，却喜浮迟；坚大急疾，其凶可知。

伤寒热病，脉喜浮洪；沉微涩小，证反必凶。

汗后脉静，身凉则安；汗后脉躁，热甚必难。

阳证见阴，命必危殆；阴证见阳，虽困无害。

劳倦伤脾，脉当虚弱；自汗脉躁，死不可却。

疟脉自弦，弦迟多寒；弦数多热，代散则难。

泄泻下痢，沉小滑弱；实大浮数，发热则恶。

呕吐反胃，浮滑者昌；沉数细涩，结肠者亡。

霍乱之候，脉代勿讶；舌卷囊缩，厥伏可嗟。

嗽脉多浮，浮濡易治；沉伏而紧，死期将至。

喘急抬肩，浮滑是顺；沉涩肢寒，切为逆证。

火热之证，洪数为宜；微弱无神，根本脱离。

骨蒸发热，脉数而虚；热而涩小，必殒其躯。

劳极诸虚，浮软微弱；土败双弦，火炎细数。

失血诸证，脉必见芤；缓小可喜，数大堪忧。

蓄血在中，牢大却宜；沉涩而微，速愈者稀。

三消之脉，数大者生；细微短涩，应手堪惊。

小便淋闭，鼻色必黄；实大可疗，涩小知亡。

癫乃重阴，狂乃重阳；浮洪吉象，沉急凶殃。

痫宜浮缓，沉小急实；但弦无胃，必死不失。

心腹之痛，其类有九；细迟速愈，浮大延久。

疝属肝病，脉必弦急；牢急者生，弱急者死。

黄疸湿热，洪数便宜；不妨浮大，微涩难医。

肿胀之脉，浮大洪实；细而沉微，岐黄无术。

五脏为积，六腑为聚；实强可生，沉细难愈。

中恶腹胀，紧细乃生；浮大为何？邪气已深。

痈疽未溃，洪大脉宜；及其已溃，洪大最忌。

肺痈已成，寸数而实；肺痿之证，数而无力。

痈痿色白，脉宜短涩；数大相逢，气损血失。

肠痈实热，滑数相宜；沉细无根，其死可期。

妇人有子，阴搏阳别；少阴动甚，其胎已结。

滑疾而散，胎必三月；按之不散，五月可别。

败脉歌

雀啄连连，止而又作。屋漏水溜，半时一落。

弹石沉弦，按之指搏。乍疏乍密，乱如解索。

本息末摇，鱼翔相若。虾游冉冉，忽然一跃。

釜沸空浮，绝无根脚。偃刀坚急，循刃责责。

转豆累累，如循薏仁。麻促细乱，其脉失神。

败脉十种，自古以闻。急救下药，必须认真。

《时方妙用》

清·陈修园

八脉总括歌诀

兹以浮、沉、迟、数、虚、实、大、缓八脉为主，而以兼见之脉附之。总括以诗，为切脉之捷法。

浮：浮为表脉病为阳，轻手扪来指下彰。

芤似着葱知血脱，革如按鼓知阴亡。

散从浮辨形缭乱，定散非浮气败伤。

除却沉中牢伏象，请君象外更参详。

沉：沉为里脉病为阴，浅按如无按要深。

伏则幽潜推骨认，牢为劲直着骨寻。

须知诸伏新邪闭，可误诸牢内实成。

除却浮中芤革散，许多活法巧从心。

迟：迟为在脏也为寒，一息未及四至弹。

结以偶停无定数，代因不返即更端。

共传代主元阳竭，还识结成郁气干。

除却数中促紧动，诸形互见细心观。

数：数为腑脉热居多，一息脉来五六科。

紧似转绳寒甫闭，动如摇豆气违和。

数中时止名为促，促里阳偏即是魔。

除却迟中兼结代，旁形侧出细婆娑。

虚：虚来三候按如棉，元气难支岂偶然。

弱在沉中阴已竭，濡在浮分气之愆。

劳成脉隐微难见，病剧津干涩遂传。

冷气蛛丝成细象，短为形缩郁堪怜。

实：实来有力象悠悠，邪正全凭指下求。

流利滑呈阴素足，迢遥长见病当瘳。

洪如涌浪邪传热，弦似张弓木作仇。

毫发分途须默领，非人浑不说缘由。

大：大脉如洪不是洪，洪兼形阔不雷同。

绝无杨柳随风态，却似移兵赴敌雄。

新病邪强知正怯，夙疴外实必中空。

内经病进真堪佩，总为阳明气不充。

缓：缓脉从容不迫时，诊来四至却非迟。

胃阳恰似祥光布，谷气原如甘露滋。

不问阴阳欣得此，任他久暂总相宜。

若还怠缓须当辨，湿中脾经步履疲。

《医家秘奥》

明·周慎斋

脉法卷上

凡脉左手血中之气，右手气中之血。

左手寸心脉旺，右手迟命门脉亦旺，是心君不主令，而命门相火代之矣，宜六味地黄丸主之。如单左寸旺，为肝盛生心火，生脉散加茯神、远志、酸枣仁。相火上入心部宜壮水制火。心火旺，清而敛之；心火盛，敛而下之；相火盛，养而平之。

右手寸肺脉旺，左手尺肾脉亦旺，清肺为主，生脉散加当归。如单左尺旺，六味地黄丸。如单右寸旺，当清肺，以金被火克不能生水，水涸火起。

两尺脉肾与命门俱旺，生脉散加当归，滋木以及水也，兼六味以养之。

左尺旺，六味地黄汤。左右尺俱旺，亦六味地黄汤。

右尺微细，八味地黄丸。左右尺皆微细，亦八味地黄丸。

寸脉旺，两尺微细，六味地黄丸。阴水不升，阳火不降。

两寸脉浮而无力，宜补上焦，用补中益气。上焦元气足，其火下降。

两尺浮而无力，宜补下焦，用六味地黄丸。下焦元气足，其气上升。

寸属上焦，无力属虚；浮者气虚，不能降下也。

尺候下焦，无力阴虚；浮者阴虚，不能上升也。

两寸洪而有力，为火在上焦，宜降火，凉膈散、黄芩芍药汤、导赤散。

两尺洪而有力，火在下焦，宜滋阴，黄柏知母之类。

两寸豁大无力，宜大补。

两尺豁大无力，宜升阳散火汤。

寸脉微细者，温补。

尺脉微细者，温暖。

尺脉浮沉俱有力，宜下；无力则为虚，宜补。

寸脉浮沉俱有力，宜汗；无力则为虚，宜升。

寸脉细微，阳不足，阴往乘之，补中益气汤加羌活、防风。

两尺洪大，阴不足，阳往乘之，补中益气汤加黄柏。

左脉弦滑有力，热不退，四物汤加黄柏、知母、柴胡之类。

右脉弦数无力，补中益气汤。或补脾阴不足，四君子加山药以主之。

左病右取，右病左取，上病下求，下病上求。

左尺浮紧有力，伤寒宜解表，汗出即愈；但有力不紧，清心莲子饮或五苓散以利之；无力则为虚，六味地黄丸；沉实为寒，宜温；沉迟为虚，宜补，故纸、肉苁蓉、锁阳、大茴之类，当消息用之；沉弱微则为虚，不宜直补，所谓补肾不若补脾，正与此同，或十全大补汤佐以补肾之味；沉数阴中无阳，八味地黄丸。

右尺浮而有力，系邪脉，后必喘促泄泻而亡。浮而虚，补中益气汤；沉而迟弱无力，命门无火，宜大补阳气；数为虚损，难治之症。

右尺洪而有力，六味地黄丸；无力十全大补汤；沉细八味地黄汤。

左尺沉细数，亦用六味地黄丸。两尺浮大，肺气先绝，金不生水，故尺浮大。

左尺微细不起，右尺带数或浮大，病名虚损，调理二三年方愈。

凡浮大之脉，见于右尺者，俱是假火，按内伤施治。

凡虚损痨病俱见于右尺，伤风外感俱见于左尺。左尺不见太阳，内伤劳役无疑。

脉沉而有力，大便秘者，用承气汤；沉而无力，大便秘者，芎归枳壳汤。

凡脉沉而带数，阴中伏火也，宜泻阴中伏火，六味地黄丸之类；豁大无力，阴气犹未绝也；倘豁大有力，三月后必亡不治；泄泻见此脉者，亦不治。

凡杂病伤寒老人，见歇止脉者，俱将愈之兆。惟吐而见歇止脉者死。

胃脉见豁大，保元汤加麦冬、五味子。见于脾脉，保元汤加干姜、白术。见于大肠脉，八珍汤加黄柏、知母。见于肺脉，八味地黄丸。见于小肠，六一散或车前子、木通等药。见于心脉，大补阴丸。见于肝部，四物汤加柏、母。见于胆部，黄连泻心汤。

凡豁大之脉，须沉缓可治，沉则胃不绝，缓则脾不绝；倘非沉缓，药必不效。

凡脉豁大，外有火；沉细，里有火。六脉俱有火者，宜八珍汤和之。

脉法卷下

凡诸脉，不大不小，不长不短，无数短、紧细、豁大，易治。

浮沉迟数弦紧洪，有力为实无力虚；狂言乱语沉细死，无言无语缓莫疑。

凡病，前宜表里和解及归脾，再调气血痰。任意治之，不外参苓芎归，再加术草芍地，应陈皮倚着八珍用。

凡脉浮大数，或两手浮大数；或轻按浮，重按虚小；或肾脉重按无力不清，皆中气不足。微紧，微弦，微数，皆系脾胃不足。

凡脉沉迟冷汗出，险；沉细冷汗出，死；洪大冷汗出，立死。

如脾脉顿数，肾脉重按无力不清，外无表证，宜补中益气。尺脉大于寸脉，阴盛阳虚，宜汗。寸脉大于尺脉，阳盛阴虚，宜下。尺脉浮而有力宜表，无力补中；沉而有力滋阴降火，无力地黄丸之类。

凡脉洪滑系阳脉，无痰则为富者脉，洪大、浮大俱为病脉。沉细系阴脉，沉迟寒，沉数热，倘沉实、细、数俱为病脉。

左脉微弱，右脉豁大有力，方用六味地黄丸加五味子、干姜、益智。

右尺大，君不主令，相火代之，邪火不杀谷，宜温火以生土，六味地黄丸加五味子、干姜、益智。

血证，脉见豁大无力可延；短数、细数、紧数、豁大有力不祥。

凡身热有汗，俱属血分虚。若脉浮大无力，作阴虚治之必不效。

惟脉浮大有力者，六味地黄丸加人参，或作汤服。

下部见数，不得用干姜，宜附子升起；上部见数，宜用干姜，以其温中达下也。

心脉洪大，命门脉不起，是为心之正脉，主富；匀净，主贵；沉小，亦是正脉；豁大，心包络少血，宜归脾汤之类。脉见短涩，俱是心包络不足。

肝脉弦长脾脉缓，不惟无病，且富且贵。肝脉弦长脾脉短，是为脾阴不足，宜山药、莲子、五味子之类；带数，中气不足，宜补中益气汤。

脾脉缓，但肝脉或弦，或紧，或弦紧洪数，俱从肝治之。

肺脉短涩，心脉洪浮，宜利小便。肺脉浮大，或豁大，或微细，虽心脉不平，亦当从肺治之。

浮而有力，表实当汗；无力，阳虚当温。沉而有力，积滞燥粪，当下；无力，阴亏当补。

凡豁大之脉，俱是阳虚。

沉而紧数属热，脾阴不足也，四物汤加知柏之类。沉而短数、细数俱从内治之。

脉见于右手不平者，莫作外感有余治；脉见于左手不平者，莫作内伤不足治。左曰有余，右曰不足。

若脉浮大数，宜于气分中佐以血药；若沉细之脉，宜于血分中兼用气药。

人之为病，虽曰虚、实、寒、热四者，而多兼见焉。

热则流通，凡浮、大、数者皆热也。

寒则坚凝，凡沉、小、迟、短皆寒也。

实则形刚，滑、弦、紧皆实也。

虚则形柔，涩、濡、缓皆虚也。

浮为在表，沉为在里。大数为热，小迟为寒。长为热流通，短为寒凝结。实为邪气实，虚为正气虚。弦紧为痛，短坚为积聚。濡缓为湿，缓大为湿热。滑为血实、为痰，涩为血虚有郁。

凡右关缓而有力者，胃强脾弱，白术一钱，白豆蔻仁三分，甘草五分，陈皮五分，共为沫，肉汤调服。

凡细脉宜沉细而起，是为阳虚之渐。转沉而数，痨瘵不治之证，脉在中，不死。

弦脉，甘酸之剂皆可用，黄芪建中之类，甘草芍药汤。

洪脉，甘寒之剂皆可用，热邪所伤，三黄丸、调胃承气汤可也。

脾胃缓脉，如得本经太过，湿邪所伤，除湿淡渗之剂皆可用，平胃加白术、茯苓、五苓散。

涩脉，燥热所伤，甘温甘润之剂皆可用，异功散加当归，四君子加熟地。

沉细脉，寒邪所伤，甘热之剂皆可用，理中汤、四逆汤。寒甚者，理中加附子、益黄散、养胃丸。

六脉俱弦，指下又虚，脾胃虚弱之证。

六脉沉紧，按之不鼓，膀胱胜小肠也。此火投于水，大寒之证，宜温之。

脉沉厥，紧而涩，按之空虚。若洪大而涩，按之无力，犹为虚寒之证，况沉紧按之空虚者乎，是阴寒在内，中下焦虚寒之极。

脉来缓而弦急，按之指下洪大，皆中之下得之，脾土受邪。

脉大则无火，脉细则无水。

《治病法轨》

民国·王雨三

辨气血虚实

人身左半身属于血分所主，右半身属于气分所主，古人已有明文，昭示后人，而见一隅矣。惟人身之左右，只能分气血，而终不能知其气血之虚实。然欲知其气血之虚实，惟有于左右两手之脉息中求之，一隅亦可以反三也。

左三部脉旺，则血旺。或由于血分受邪，虚则血虚，而血分无邪。右三部脉旺，则气盛。或由气分受邪，虚则气虚，而气分无邪。此亦一定不易之理，毫无疑义。然邪正虽有一定之认识，而治法则变化无穷，盖正固仅有气血两种，而邪则种类不一。惟在医者之悉心诊察，据脉辨证，以证实其病情，择其的当祛邪之药以治之，方能奏效。此即神而化之，在乎其人，非可拘泥于一定也，兹姑举其大略言之。

假使左脉浮弦有力，右脉浮大而散者，即气虚夹风症，宜用消风散（除藿朴，加芪术）以治之。又左浮紧有力，右浮大无力，或沉细且弱者，属气虚感寒，用麻黄人参芍药汤之类。右脉洪数有力，左脉浮虚或细弱者，是肺胃火炎，将精血耗损之症也，宜用白虎加生熟地以治之。又右脉滑实，左脉无力者，是食积症也，并有胃火之证亦如之，宜用大承气汤加归芍以治之。两手脉俱浮洪数实者，是表里气血俱有风热之证也，宜用防风通圣散加减之。两手脉俱虚弱者，是气血俱虚弱也，宜用十全大补汤以治之。左脉平而右脉弱者，此气虚而血不虚也，宜用四君子汤以补气配血。右脉平而左脉虚者，此血虚而气不虚也，宜用四物汤以补血配气。此乃约略而言，至于四诊，亦须彻底相参，心领神会而用之，庶能应无穷之变也。

霖之治病，每将左右手之脉息，定气血之虚实。再参以望闻问之见证，而用攻补兼施，或补气以配血，或补血以配气，或气血平补等法，即《内经》所谓"虚则补之，实则泻之，不实不虚，以经取之"之义。此为万稳万妥之治法，无不应手取效者也。盖百病无不由阴阳气血之偏胜而成。如能调其阴阳气血，则诸症不治自愈。此即所谓不平则病，平则无病也。设徒凭其外表之见症，而不据其脉息以为证，何能分别其气血之寒热虚实。若不知气血之寒热虚实而妄治之，何能免《内经》所谓"实实虚虚，以贻人夭殃"。《难经》所谓"泻不足而益有余，如此死者，医杀之也"之诫耶。藉左右手之脉息以辨气血邪正，固霖之创见，然治法亦深合《内经》所谓"谨守病机，各司其属，有者求之，无者求之，盛者责之，虚者责之，必先五胜，疏其血气，令其条达，而致和平"之旨。数十年来，照此以治百病，无不应如桴鼓，实万稳万当，百试百验之妙法也。霖志在活人，不敢自私，爰书其心得如此。

《张西俭脉论脉案集》

张西俭

以脉气脉质论统二十八脉

根据阴阳统一观分析脉象，脉象的内涵不外脉气与脉质。脉气脉质是对脉力、脉速、脉率、脉律、脉势、脉位、脉阻、脉体、脉形、充盈度等脉象要素的归纳。

1.脉气

脉象中各种非形质的因素。属于脉象中的阳性因素，归于中医"气"的范畴。脉气表现为力和气机运动两个方面，具体体现在脉力、脉率（速度）、脉势（浮沉张缩动势）、脉阻、脉律（脉动节律）、胃、神、根等方面，其中脉位（寸关尺、浮中沉、左右脉）是脉力脉势的表现空间，也是脉气的存在形式之一。胃、神、根代表脉象中先天肾气和后天脾胃中气的内在支撑力与表现状态，是脉气的根本。脉气中属于正气的因素为阳气（人身各种常气），属于邪的因素为风、寒、火、热、毒、滞气等。

2.脉质

脉象中形质的因素，包括壁质（外质）和经脉中流动充盈的形质（内质），表现为脉的形、体和充盈度。内质可以从指下感觉到的空虚或饱满或清利或混浊的程度了解。外质则表现为经脉壁质的厚薄、坚软、平滑或迂曲等状态。脉质中属于正气的因素有阴血、津液、精，属于邪的因素有湿、痰、瘀、积滞等。

任何脉象都是脉气脉质综合变化的反映，但不同脉象其脉气脉质变化各有侧重。脉象中脉气之升浮、动速、激亢、强力、扩张等变化为脉气之阳盛态，反之脉气无力、郁束、沉伏、涩滞、迟缓等变化为脉气阳弱或凝缩态。脉质饱满、壅实、结滞、坚硬为阴实态。脉质空虚、单薄等则为脉质的阴虚态。

3.二十八脉与脉气脉质的关系

浮脉主脉气升浮。

濡脉主脉气升而无力，内外质微不足。

散脉主脉气极弱而浮散无根。

革脉主脉气升浮兼紧缩而内质空虚。

芤脉主脉气升浮无力而内质明显空虚。

洪脉主脉气浮盛张缩有余，内质充盈清利，外质柔软。

沉脉主脉气下沉。

细脉主脉气收缩，内质失充。

弱脉主脉气无力，下落下沉。

微脉主脉气虚陷，内质失充。

伏脉主脉气极度下沉。

牢脉主脉气沉郁但有力，脉质坚紧失柔。

实脉主脉气浮中沉三部强劲有力而气机结滞，通利稍受阻。

虚脉主浮中沉三部脉气皆无力为主，内质稍空，脉气升降虚利。

紧脉主脉气郁束（重）。

弦脉主脉气郁束（轻）。

缓脉主脉气从容或轻微不畅。

滑脉主脉气足而滑利，脉质充盈。

涩脉主脉气自后向前、自下达上艰涩不利，或兼内质不充，脉道失润。

长脉主脉气前后相贯有余。

短脉主脉气前后相贯不足。

结脉主脉气失序，续止不常，脉气缓。

代脉主脉气失序，续止有序，止有定数。

促脉主脉气失序，续止不常，脉气速。

动脉主脉气短促有力，脉质坚满。

数脉主脉气快速。

疾脉主脉气极速，气刚或气弱。

迟脉主脉气迟缓。

由此可见，二十八脉或其他脉象变化实质均是脉气脉质的变化，脉象是表象，脉气、脉质是脉象变化的本质。脉象主病难以普遍实践，但通过脉象了解脉气脉质则是可以普遍验证的。例如沉脉，临床见于外感表寒、内证阳虚寒凝或气滞或血瘀或毒结或积滞等病证，沉脉主里一说则难以概全，但无论何种病证，凡是沉脉，其气机必定下沉，则属无疑。

《文魁脉学与临证医案》

赵绍琴

诊脉必须测定浮、中、按、沉四部

一般诊脉皆以浮、中、沉三部来定病在表或半表半里或里。先父根据他的经验认为，诊脉定位应以浮、中、按、沉四部来分，这样能更好地定表里，定功能与实质。浮以定表分，中以定偏里，按是属里，沉则为极里（深层）。也可以说，浮脉主表、沉脉主里，中与按皆主半表半里。温病的卫气营血四个阶段，可以用浮、中、按、沉来划分。总之，浮、中可测定功能方面的疾病，按、沉可测定实质性的病变。再如新病与久病、气病与血病、外感与内伤等，都可用浮、中、按、沉四部辨别清楚。今将浮、中、按、沉四部取脉方法及主病情况分述于后。

1. 浮部的取脉法

医生用指轻轻地按在病人皮肤之上。浮部取脉一般表示病机在表分，如伤寒病初起病在太阳为表，温病则为病在卫分亦为表，或为在肺与皮毛。当然，浮只表示病在表位，要想全面了解病因病机，还要看兼脉的情况。如浮滑主风痰、浮数主风热等。若想进一步测虚实、寒热、表里、气血，或停痰、停饮、郁热、血瘀等，就必须检查其他兼脉，否则难以详细确诊病位与病机。

2. 中部的取脉法

中部的取脉方法是从浮部加小力，诊于皮肤之下。如浮部用三菽之力（菽，豆也），中部即是六菽之力。中部取脉一般表示病在气分，或病在肌肉，或在胃。如伤寒病是表示邪从表入里，主胃，主阳明；温病则明显属气分；在一般杂病中，即广泛称它为在肺胃之间。总之，凡脉来明显在"浮"与"中"部者，多主功能性疾病，属阳，属气分。若病脉需再加力入"按"（九菽之力）、入"沉"（十二菽之力）两部而得，说明邪已入营，入血。

3. 按部的取脉法

医生切脉，从中部加重力量（九菽之力），按在肌肉部分为按部的取脉法。按部取脉一般反映在里之病，如伤寒病的太阴证、温病的营分证等，杂病反映肝、肌肉及筋膜之间的病变。凡病脉在按部出现，说明病已入里，主营分、主阴。

4. 沉部的取脉法

从按部加重力量（十二菽之力）向下切脉，按至筋骨为沉部的取脉法。沉部取脉一般表示病已深入，主下焦，主肾，主命门。如伤寒病的少阴证、厥阴证，少阴证以沉细为代表脉，而厥阴证多以沉弦为代表脉。在温病则表示入血分。在杂病中说明病延日久，邪已深入，当细致审证治疗。

根据多年体会，尤其是近20年来的实践，我认为，看脉不可简单、机械，必须分清浮、中、按、沉四部。上面的浮、中两部反映功能方面的疾患。下面的按、沉两部才反映疾病实质的病变。正像舌苔与舌质的关系一样。虽然舌苔变化多端，但归根结底是反映功能方面的问题；舌质的变化虽较少，但万变不离其宗，都说明本质的情况。所谓功能方面的病变，是指病在表位、浅层、卫分、气分阶段，如气郁不舒、木土不和、肝郁气滞，停痰、停饮、水停心下，胃肠消化欠佳等所导致的疾病。用疏调、解郁等法即可治疗这些功能性病变。所谓本质性病变，是指本质阳虚、命门火衰或阴虚阳亢等，或病在营分、血分，以及陈痰久郁阻于经络、癥瘕积聚、肿瘤等一类疾病。另外，久病邪深入于肝肾、下元久虚、慢性消耗性疾病，需要用滋补、培元等方法者，皆可以认为是本质性病变。

临床诊脉所见，浮、中与按、沉所得脉象往往有迥然不同者。一般来说，浮、中见其表象，按、沉得其本质。若诊脉能辨别浮、中与按、沉之异，则病之表里、寒热、虚实，纵其错综复杂亦必无遁矣。古之名医亦多重视沉取至骨以察其真，如朱丹溪《涩脉论》云：涩之见固多虚寒，亦有痼热为病者，医于指下见有不足之气象，便以为虚，或认为寒，孟浪与药，无非热补，轻病为重，重病为死者多矣，何者？人之所藉以为生者，血与气也，或因忧郁，或因厚味，或因过汗，或因补腻，气腾血沸，清化为浊，老痰宿饮，胶固杂糅，脉道阻塞，不能自行，亦见涩状。若重取至骨，来似有力，且带数，以意参之于证，验之形气，但有热证，当作痼热可也。"涩缘血少或伤精"，虚寒者固多，然若按之至骨反有力且数，以此而知其断非虚寒可比，此乃老痰瘀血，阻塞脉道使然。郁久化热，深伏于里，故曰痼热，言其深且久也。若不沉取至骨，何以辨此痼热之证哉？此前贤诊脉之精髓所在也。

绍琴幼承庭训，及长，历随名师临诊，每叹诸师诊脉之精湛，迄今潜心研讨五十年余，悟得诊脉必分浮、中、按、沉四部，浮、中为标，沉、按主本，若二部之脉象不同，则必合参舌、色、证，以辨其真假、主次、缓急，以定其何者宜先治，何者当后疗，何时需兼顾，何时可独行。脉象一明，治则随之，有如成竹在胸，定可稳操胜券矣。

主要参考书目

［1］黄帝内经［M］.北京：人民卫生出版社，1982.

［2］秦越人.难经［M］.北京：科学技术文献出版社，1996.

［3］张仲景.伤寒论［M］.北京：中国中医药出版社，1996.

［4］张仲景.金匮要略［M］.北京：中国中医药出版社，1996.

［5］王叔和.脉经［M］.北京：学苑出版社，2007.

［6］李时珍.濒湖脉学［M］.天津：天津科学技术出版社，1998.

［7］盛增秀，陈勇毅，竹剑平，等.脉学类聚［M］.北京：人民军医出版社，2012.

［8］黄杰熙.实践脉学［M］.太原：山西科学技术出版社，1994.

［9］李士懋，田淑霄.脉学心悟·濒湖脉学解索［M］.北京：人民军医出版社，2009.

［10］姚梅龄.临证脉学十六讲［M］.北京：人民卫生出版社，2012.

［11］邢锡波，邢汝雯.邢锡波脉学阐微［M］.北京：人民军医出版社，2011.

［12］张润杰，甄秀彦，朱雅卿.岐轩脉法［M］.北京：中国中医药出版社，2008.

［13］赵厚睿，李成文.脉诊入门［M］.北京：化学工业出版社，2020.